全国名中医

孟如
疑难重症医案医话

主　编　孟　如

主　审　陈燕溪　叶建州　杨建宇

副主编　马建国　詹　青　徐莉娅　夏　杰
　　　　姜丽娟　赵江民

参　编　周　愉　王　卫　白金玉　徐思敏
　　　　郗域江　韩东光　张锦怡　余兆吉
　　　　刘云飞　柴　媛　浦雯君　都德标
　　　　杨林芬　付庭娜

人民卫生出版社

·北　京·

图书在版编目(CIP)数据

孟如疑难重症医案医话 / 孟如主编. —北京：人民卫生出版社，2021.11

ISBN 978-7-117-32336-9

Ⅰ. ①孟… Ⅱ. ①孟… Ⅲ. ①疑难病－中医临床－经验－中国－现代 Ⅳ. ①R249.7

中国版本图书馆 CIP 数据核字(2021)第 220492 号

孟如疑难重症医案医话

Meng Ru Yinan Zhongzheng Yi'an Yihua

主　　编：孟　如
出版发行：人民卫生出版社（中继线 010-59780011）
地　　址：北京市朝阳区潘家园南里 19 号
邮　　编：100021
E - mail：pmph @ pmph.com
购书热线：010-59787592　010-59787584　010-65264830
印　　刷：北京顶佳世纪印刷有限公司
经　　销：新华书店
开　　本：710 × 1000　1/16　　印张：12
字　　数：197 千字
版　　次：2021 年 11 月第 1 版
印　　次：2021 年 11 月第 1 次印刷
标准书号：ISBN 978-7-117-32336-9
定　　价：45.00 元

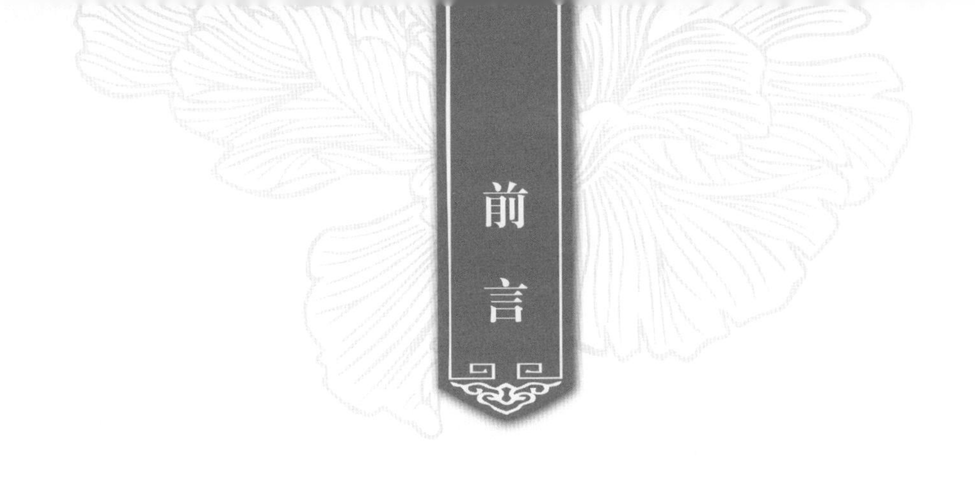

前言

孟如教授为首届全国名中医，第二批全国老中医药专家学术经验继承工作指导老师，云南中医药大学终身教授。

孟如教授治学严谨，勤求古训，博采众长，医术精湛，注重理论与实践相结合，擅长诊治疑难杂症，尤其对自身免疫病如红斑狼疮、硬皮病、皮肌炎、类风湿关节炎、重症肌无力等具有独到的学术见解和丰富的诊疗经验。

我们整理总结了孟如教授近30年诊疗疑难重症的验案及临证经验，从医案、医话两部分与读者分享。其中医案以免疫系统疾病为主，如常见的系统性红斑狼疮、重症肌无力、结缔组织病，也有僵人综合征、套细胞淋巴瘤等少见的疑难杂症。书中对每个疑难疾病都进行了简洁的治疗研究现状陈述，与时俱进；同时对每个就诊案例从诊治经过、方药变化、预后调护等做了详细记录，并立足于中医经典医籍对案例进行解读。医话为孟如教授临证体悟讲话实录整理而成，相信对中医药诊治免疫性疑难病开拓思路具有重要意义。

由于时间跨度较大，编者水平有限，对孟如教授临床经验总结不够完善，疏漏之处敬请指正。

编　者
2021年2月

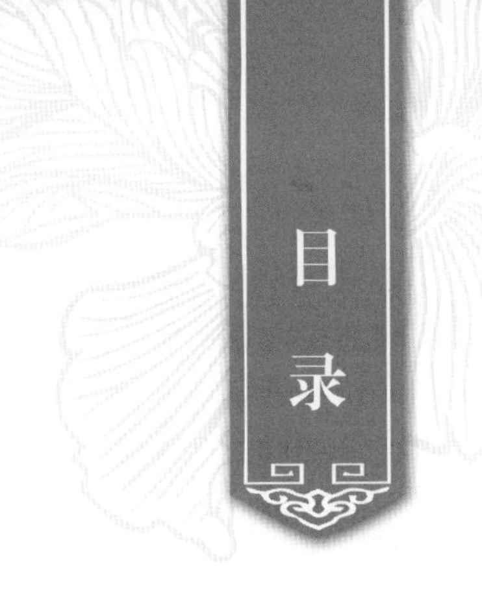

医案篇

医 话 篇

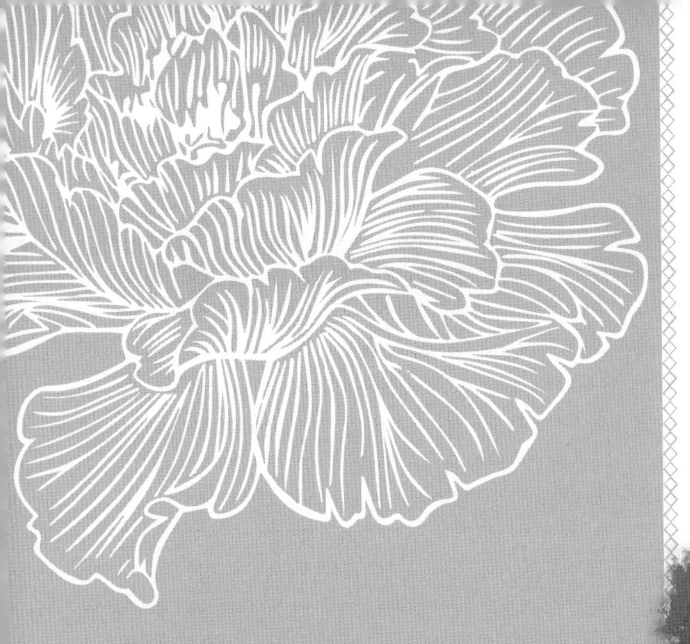

医案篇

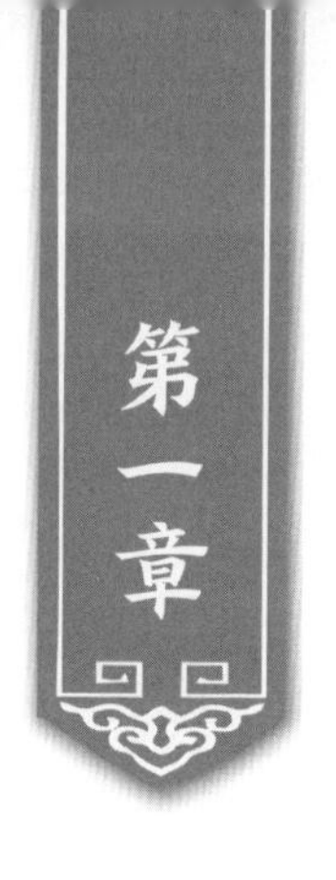

第一章 系统性红斑狼疮

系统性红斑狼疮(systemic lupus erythematosus，SLE)是一种有多系统损害的慢性自身免疫性疾病，多发于成年女性，其血清具有以抗核抗体为代表的多种自身抗体，以自身抗体和免疫复合物的沉积为特点，导致广泛组织损伤。SLE 以女性多见，占 90%，常为 20～40 岁育龄期的妇女；目前在全球范围内，SLE 的患病率与发病率增高，幼年和老年性 SLE 的男女之比 1∶2。全球的患病率为(30～50)/10 万人，我国的患病率约为 70/10 万人，但各地的患病率有明显差异，有一定的家族聚集倾向。

一、发病机制

现代医学将其归为结缔组织疾病，目前认为是在遗传的基础上，由于环境因素(如紫外线、病毒、药物、化学品)及神经内分泌等的作用而引发本病。其临床表现多样，以发热、蝶形红斑、关节痛及水肿，血中或骨髓中查到红斑狼疮细胞为主要特征。有的可发展为狼疮肾炎，或因中枢神经损害、感染、心脏病变等而致病情危重甚或死亡。

近年来，中医学根据其临床表现及受邪部位，将其分类命名为“蝴蝶斑”“鬼脸疮”“阴阳毒”“心痹”“肺痹”“肝痹”“胁痛”“虚劳”等。目前普遍认为肾阴不足、邪伏阴分为本病的基本病机。先天禀赋不足与肾阴亏虚为本，外感六淫，内伤七情，劳倦过度，阳光暴晒等为标，本虚标实而至热毒内盛，瘀血阻络，内侵脏腑。病性为“正虚邪实”“本虚标实”“虚实夹杂”。本病病位在经络血脉，以三焦为主，与肝、脾、肾密切相关，可累及心、肝、肺、脑、皮肤、肌肉、关节、营血，遍及全身多个部位和脏腑，较为复杂多变。

二、诊断要点

有多系统受累表现和自身免疫的证据，应警惕狼疮。患者会出现皮肤血管炎，黏膜损害及颊部、盘状红斑；长期的低热或高热，疲乏，关节痛，口腔溃疡，贫血；肾脏、心脏等器官及中枢神经、消化系统等损害的临床表现。血液学检查常提示溶血性贫血，白细胞或淋巴细胞减低及血小板减少，低补体血症；免疫学检查中提示 ds-DNA 抗体阳性，或抗 Sm 抗体阳性，或磷脂抗体（包括 P_2 糖蛋白 I 抗体及心磷脂抗体中 IgA 亚型）阳性；抗核抗体滴度异常。肾活检病理证实狼疮肾炎（LN）病理分型。

三、辨证分型

根据《中药新药临床研究指导原则》，SLE 分为以下 7 种中医证型：

1. 热毒炽盛证　起病急骤，高热持续不退，两颧部红斑或手部红斑，斑色紫红，神昏。烦躁口渴，关节疼痛，尿短赤。舌红绛苔黄，脉洪数或弦数。

2. 阴虚内热证　持续低热，斑疹鲜红，脱发，口干咽痛，盗汗，五心烦热。腰膝酸软，关节肌肉隐痛，心悸。舌红苔少，脉细数。

3. 湿热痹阻证　双手指瘀点累累，变白变紫，口疮，下肢红斑甚者溃烂，低热缠绵。烦躁易怒，关节肌肉疼痛，脱发，月经不调。舌黯红有瘀斑瘀点，脉细弦。

4. 风湿热痹证　双手指漫肿，四肢关节疼痛，或伴肿胀，或痛无定处，周身皮疹时现，肌肉酸痛。发热，恶风、关节重着僵硬。舌红苔黄，脉滑数或细数。

5. 脾肾阳虚证　面部四肢浮肿，畏寒肢冷，神疲乏力，腰膝酸软。面色无华，腹胀满，纳少，便溏泄泻，尿少。舌淡胖苔白，沉细弱。

6. 肝肾阴虚证　腰膝酸软，脱发，眩晕耳鸣，或有低热。乏力，口燥咽干，视物模糊，月经不调或闭经。舌质红，苔少或有剥脱，脉细。

7. 气血两虚证　面色苍白，神疲乏力，汗出，心悸气短。眩晕耳鸣，月经量少色淡，或闭经。舌淡苔薄，脉细无力。

四、治疗

现代医学对系统性红斑狼疮（SLE）的治疗需根据疾病活动度选用药物。轻度 SLE 可以选用非甾体抗炎药、羟氯喹、沙利度胺、小剂量激素。中度 SLE 选择个体化糖皮质激素，如泼尼松 0.5～1mg/（kg•d）同时需联合免疫抑制剂（如氨甲蝶呤、硫唑嘌呤）。重度 SLE 分为诱导缓解和巩固治疗。诱导缓解阶段，常选用药物：泼尼松 1mg/（kg•d），病情稳定后 2 周，开始每12周减10%用量，维持治疗剂量，另可联合环磷酰胺。具体使用方案需根据患者情况使用，同时，根据2020年新版指南指示，调整生活方式如避免接触危险物质、防晒、适度运动，提供心理支持，戒烟、补充维生素D等，也成为治疗红斑狼疮的新干预措施。

中医药对SLE的疗效是确切的，尤其是在增强疗效、抑制激素及免疫抑制药物的毒副作用、有效地撤减激素用量和改善症状、改善患者的全身营养状况方面具有明显优势。

大多数医家认为SLE急性期治疗应以养阴补肾，托毒外出，化浊排毒，解毒活血化斑等为主；慢性期治以辛润通络兼补气养阴。常用方剂有清瘟败毒饮、化斑汤、四妙勇安汤、宣痹汤、知柏地黄丸合玉女煎、六味地黄丸、八珍汤、生脉饮、二至丸、当归芍药汤等。同时，现代医药探索研究发现，使用以牡丹皮、生地黄、赤芍、水牛角等清热凉血及生甘草、黄芪、当归、白芍等补虚类功效的药物居多。

五、临证经验

孟如教授在多年的临床实践经验中，总结归纳系统性红斑狼疮属本虚标实之证，在内以阴阳气血亏虚，脏腑功能失调为本，在外与热毒侵袭有关，以热毒炽盛为标。活动期中医辨证以热毒炽盛证、风湿热痹证、阴虚内热证、脾肾阳虚证为主，稳定期以肝肾阴虚证为主。根据孟如教授临床经验，形成“热毒炽盛证”“肝肾阴虚证”与“气阴两虚证”的诊断特征。同时，孟如教授认为系统性红斑狼疮的治疗还需病证结合，在病名诊断的基础上，以受损脏腑的主要临床表现为辨证论治的依据，如此方可奏效。

六、临证验案

案1

陈某，女，36岁，2018年4月25日初诊。

主诉：胸痛、四肢关节疼痛反复发作15年余。

现病史：患者15年前无明显诱因出现发热、胸痛及四肢关节疼痛，就诊于某医院肾内科并确诊为SLE，经激素冲击治疗后症状逐渐缓解。2003年11月至2006年9月，以中药（孟如教授开具）、泼尼松每日1片辅以抗骨质疏松治疗，病情稳定。2006年12月至2013年8月期间，暂停中药，仅以泼尼松每日1片维持，病情不稳定反复发作。2018年1月起，用药方案为泼尼松每日 4 片，氨甲蝶呤每周 1 片，羟氯喹每日 1 片，症状逐渐控制。

刻下症：胸痛，深呼吸时明显，大关节游走性疼痛，伴肌肉酸痛，手指个别关节晨僵，劳累后体倦乏力明显，纳眠可，舌质淡红，苔薄白，脉弦。

辅助检查：2018 年 3 月 30 日生化检查：AST 43U/L↑，ALT 73U/L↑，GLB 37g/L↑，TG 7.12mmol/L↑，HDL-C 0.89mmol/L↓。血常规：白细胞 3.65×10^9/L↓，淋巴细胞 0.54×10^9/L↓，中性粒细胞百分比 78.1%↑，淋巴细胞百分比 14.8%↓。血沉正常。免疫功能：补体 C3 0.75g/L↓，补体 C4 0.15g/L↓，C- 反应蛋白 11.60mg/L↑。

西医诊断：系统性红斑狼疮。

中医诊断：胸痛（外感风寒湿并肝气郁结证）

治法：祛风散寒除湿，疏肝解郁，理气止痛。

处方：

方一：柴胡疏肝散合金铃子散加减。延胡索 12g，川楝子 12g，柴胡 12g，白芍 30g，川芎 12g，枳壳 12g，陈皮 12g，香附 12g，甘草 3g。3 剂，每剂水煎 3 次，将药液混合后，分 5 次口服，1 天半服 1 剂。

方二：人参败毒散加减。连翘 30g，羌活 12g，防风 12g，荆芥 12g，柴胡 12g，前胡 12g，川芎 12g，枳壳 12g，桔梗 3g，甘草 3g，苏条参 18g。3 剂，每剂水煎 3 次，将药液混合后，分 5 次口服，1 天半服 1 剂。

二诊（2018 年 5 月 18 日）：吃完方一 6 剂、方二 3 剂药，期间因急性胃肠炎 3 天未服药，加之近期工作压力有所减轻和规律睡眠，全身肌肉酸痛、大关节游走性疼痛、手指个别关节晨僵明显缓解。现疲乏无力，急躁，手足心热，少汗甚至无汗，轻微脱发，易出现过敏性皮疹，皮下轻微撞击和按摩容易出血（血小板和凝血时间正常），舌质淡红，苔薄白。

处方：继续服用方一 3 剂，并加服中成药生脉饮口服液（属西洋参配方）。

2018 年 5 月 31 日回访：肌肉和关节的疼痛进一步缓解，疲乏无力感也减轻，深吸气仍感胸痛（具体位置不固定），饮食、睡眠、大小便皆正常。

三诊（2018 年 6 月 15 日）：患者此前腹泻 5 日，检查发现 C- 反应蛋白升高，3 天前腹中绞痛，1 天前绞痛消失，无明显里急后重，昨日腹泻 6 次，口干舌燥，上肢腕、肘、肩关节疼痛，纳眠可，舌尖红，舌苔薄黄，脉滑，右脉偏沉，双手寸脉不足。

辅助检查：2018 年 6 月 14 日免疫功能：补体 C3 0.94g/L，补体 C4 0.13g/L↓，C- 反应蛋白 19.80mg/L↑。

西医诊断：①急性肠炎；②系统性红斑狼疮。

中医诊断：泄泻（肝胃不和，湿郁化热证）。

治法：清利湿热、疏肝和胃兼益气养阴。

处方：

方一：柴平汤加味。柴胡 12g，黄芩 12g，法半夏 12g，陈皮 12g，山药 30g，车前子 30g，厚朴 12g，苍术 15g，葛根 30g，甘草 3g。3 剂，每剂水煎 3 次，将药液混合后，分 5 次口服，1 天半服 1 剂。

方二：生脉饮加减。太子参 30g，麦冬 18g，五味子 3g，秦艽 12g，威灵仙 15g，桑寄生 30g，杭芍 30g，炙甘草 5g。3 剂，每剂水煎 3 次，将药液混合后，分 5 次口服，1 天半服 1 剂。

2018 年 6 月 27 日回访：患者服方一 1 剂后腹泻明显好转后即未再服方一，转服方二。期间腹泻反复，纳差，厌油，恶心，神疲乏力，肌肉酸痛有所反复。嘱其仍按就诊时继续服方一 3 剂、然后方二 3 剂。

四诊（2018 年 8 月 24 日）：患者服药后腹泻已止，近 2 周来关节、肌肉疼痛加重，服用初诊时方二，但服后出现腹泻，就又停服中药。

刻下症：腹泻，稀水样便，无明显臭味，无腹痛，手指、腕、肩肘关节疼痛，纳差，神疲乏力，舌淡苔白，脉细。

辅助检查：2018 年 8 月 11 日血液生化检查：ALT 60U/L↑，GLB 39g/L↑，TG 2.31mmol/L↑（较之 3 月明显下降）。血常规：白细胞 3.48×10^9/L↓，淋巴细胞 15.2×10^9/L↓（较之 3 月明显上涨），中性粒细胞百分比 78.5%↑，淋巴细胞百分比 15.2%↓。免疫功能：补体 C3 0.63g/L↓，补体 C4 0.11g/L↓。C-反应蛋白 9.45mg/L↑。

2018 年 8 月 16 日血常规：中性粒细胞百分比 77.5%↑，淋巴细胞百分比 16.4%↓，其余基本正常。免疫功能：补体 C3 0.66g/L↓。C-反应蛋白 7.94mg/L（正常）。

西医诊断：①急性肠炎；②系统性红斑狼疮。

中医诊断：泄泻（脾虚湿盛证）。

治法：健脾化湿，祛风散寒止痹痛。

处方：

方一：胃苓汤加减。陈皮 12g，苍术 15g，厚朴 12g，茯苓 30g，猪苓 30g，炒泽泻 30g，桂枝 12g，白术 15g，车前子 30g，山药 30g。3 剂，每剂水煎 3 次，将药液混合后，分 5 次口服，1 天半服 1 剂。

方二：蠲痹汤加减。黄芪30g，羌活12g，防风12g，归尾15g，姜黄12g，生甘草3g，川芎12g，桑枝30g，薏苡仁30g，伸筋草12g，杭芍30g。3剂，每剂水煎3次，将药液混合后，分5次口服，1天半服1剂。

方三：四物汤加味。生地15g，当归12g，杭芍30g，川芎12g，桑寄生30g，菟丝子12g，续断15g，益母草30g，生甘草3g，白术12g，茯苓30g，枳实12g。3剂，每剂水煎3次，将药液混合后，分5次口服，1天半服1剂。

五诊(2018年8月24日)：患者服药后症状稍有缓解，现觉全身大关节游走性疼痛，易疲乏，劳累后明显，左侧胸膜炎病证反复，自觉胸闷，深呼吸和运动时牵拉痛明显，脱发，舌红苔薄白，脉细。11月来，已停服氨甲蝶呤，改服环孢素每日4片，激素每日2片，羟氯喹每日2片。

辅助检查：2018年12月20日血常规：白细胞3.11×10^9/L↓；血生化：球蛋白38g/L↑、甘油三酯3.66mmol/L↑；C-反应蛋白8.86mg/L↑；免疫功能：补体C3 g/L↓，补体C4 0.10g/L↓。

西医诊断：系统性红斑狼疮。

中医诊断：痹证(气阴两伤证)。

治法：益气养阴，养血柔肝。

处方：

方一：黄芪生脉散加减。黄芪30g，太子参30g，麦冬15g，五味子3g，秦艽12g，威灵仙12g，薏苡仁30g，芍药30g，甘草3g。3剂，每剂水煎3次，将药液混合后，分5次口服，1天半服1剂。

方二：当归芍药散加减。当归15g，芍药30g，川芎12g，延胡索15g，川楝子12g，柴胡12g，枳壳12g，白术12g，泽泻30g，茯苓30g，甘草3g。3剂，每剂水煎3次，将药液混合后，分5次口服，1天半服1剂。

服药后，患者述全身大关节游走性疼痛，神疲乏力明显减轻。

按语：

(1)系统性红斑狼疮病初多为感受热毒之实证。女子以血为本，易耗伤阴血，而成素体阴虚，易于感受热邪而发病。热毒之邪最易伤阴，故本病后期则多表现为气阴两虚、肝肾阴虚。

(2)患者初诊时以胸痛，关节疼痛，体倦乏力为主症，属于中医学“胸痛”“风痹”范畴。两者皆有经络痹阻，不通则痛的病机，治以祛风除湿、理气止痛。二诊时患者以“气机不畅”表现为主症，夹杂阴虚，继续予柴胡疏肝散合金铃子散加减以理气止痛；久病加之患者泄泻，气津耗伤，致气阴两虚，关节失于濡养，予生脉饮加减益气养阴。三诊时患者腹泻，结合症状，责之“脾虚湿盛”，治疗当健脾除湿，兼顾护阴液。四诊时患者腹泻又作，不宜再服生脉饮以免加重体内湿邪。先治以健脾燥湿、温阳利水以止泻，待泄泻止后再针对痹证用药，继服蠲痹汤及四物汤。五诊时患者痹证的表现明显，予益气养阴，养血柔肝。反复多次诊治的过程体现了中医“急则治其标，缓则治其本”的治则。

（3）《灵枢经·百病始生》曰：“风雨寒热，不得虚，邪不能独伤人……此必因虚邪之风，与其身形，两虚相得，乃客其形。”指出SLE发病的本质是本虚。《医宗金鉴》曰：“阴阳毒无常也。”因阴阳失衡，气滞邪毒内阻，导致本病病情反复多变，故邪毒壅盛而正气亏虚贯穿疾病始终。本例患者病程较长，反复迁延，在按时服药的同时，应加强生活调护。孟如教授建议可食用一些薏苡仁、佛手、薤白、山药、大枣、核桃、芹菜、百合、黑芝麻等食物以补肾利湿兼滋阴，同时嘱患者应避免阳光直晒，预防疾病的发作。

案2

焦某，女，54岁，2018年5月24日初诊。

主诉：关节疼痛伴全身倦怠乏力1月余。

现病史：3年诊断为系统性红斑狼疮。1月前患者自觉关节疼痛伴全身乏力，关节疼痛主要表现在腕关节及踝关节，全身倦怠乏力，未进行治疗。病程中若太阳光照射面颊及鼻翼旁可出现蝶形红斑，无浮肿、肌肉酸痛、发热等不适。

刻下症：关节疼痛伴全身乏力，关节疼痛主要表现在腕关节、膝关节、踝关节，全身倦怠乏力，汗出较多，活动后尤甚，口干、舌燥，心慌气短，白带量少，晨起腰腹部有坠胀感，纳可眠差，二便调。舌淡红，苔黄腻、边有齿痕，脉细弦。

辅助检查：2017年7月14日免疫功能IgG：25.10g/L，IgM：2.3g/L，补体C3：0.86g/L，抗核抗体谱：ANA（+），1∶320斑点型，抗核抗体：276U/ml；抗小核核糖蛋白抗体：205U/ml，血沉3mm/h，血常规、尿常规未见异常。

既往史：系统性红斑狼疮病史5年，口服药物维持治疗：甲泼尼龙每日1片，氯化钾每日1片，碳酸钙D3每日1片，羟氯喹每日2片，骨化三醇每日2粒，吗替麦考酚酯每次4片（每日2次）；否认“高血压、糖尿病、冠心病”等慢性病史。否认手术史、输血史、外伤史。

西医诊断：系统性红斑狼疮。

中医诊断：痹证（气阴两虚，肝肾阴虚兼湿热证）。

治法：益气养阴，健脾利湿。

处方：

方一：黄芪生脉四君汤加减。黄芪 30g，太子参 30g，麦冬 15g，五味子 3g，白术 15g，茯苓 30g，枳实 12g，浮小麦 15g，威灵仙 15g。3 剂，每剂水煎 3 次，将药液混合后，分 5 次口服，1 天半服 1 剂。可配合枳术丸服用以改善膝关节疼痛。

方二：黄芪生脉合金刚丸加减。黄芪 30g，太子参 30g，麦冬 15g，萆薢 30g，杜仲 15g，菟丝子 12g，怀牛膝 18g，桑寄生 18g，芍药 30g，炙甘草 5g。3 剂，每剂水煎 3 次，将药液混合后，分 5 次口服，1 天半服 1 剂。

服药后，患者述关节疼痛伴全身乏力等症较前明显好转，回访诸症状平稳。

按语：《金匮要略·百合狐惑阴阳病脉证治》云："阳毒之为病，面赤斑斑如锦纹，咽喉痛，唾脓血……阴毒之为病，面目青，身痛如被杖，咽喉痛。"明代《疮疡经验全书·鸦陷疮》则对皮损，尤其对面部皮损描述较详细，"鸦陷者，久中邪热，脏腑虚寒，血气衰少，腠理不密，发于皮肤之上，相生如钱窍，后烂似鸦陷，日久损伤难治"。本病的病因病机以正虚为本，毒浊为标，孟如教授针对系统性红斑狼疮的常见兼症均有相应的经验药对、方对组合。其中，地黄丸配伍便是孟如教授习以用之的药物，知柏地黄丸可清热利湿，降低蛋白尿，麦味地黄丸可用于治疗 SLE 的咽干口燥等症状；杞菊地黄丸则用于眼功能的退化。孟如教授认为，SLE 中，一般肾损伤或痹证常出现在气阴两伤、肝肾阴虚两个证型中，因此补气滋阴意义重大。患者舌苔厚腻，脾胃为生痰之源，因此气阴两伤还需要健脾利湿。同时，孟如教授对于患者的饮食、生活习惯等都予以指导，提出多食绿豆以补充植物蛋白，食葛根以促进血液循环，食核桃以醒脑益肾，为全方面调养 SLE 患者体质，延缓病情发展等提出了自己的见解，也为我们提供了思路。

案 3

李某，女，40 岁，2018 年 9 月 15 日初诊。

主诉：系统性红斑狼疮病史 18 年余。

现病史：患者 2000 年体检发现白细胞 2.8×10^9/L，就诊于某医院行骨穿检查显示(-),唇检(-),抗核抗体(+),诊断为"结缔组织病""系统性红斑狼疮",予口服"泼尼松每日6片"治疗,后自行停药,口服中药。2004年就诊于孟如教授处口服中药(具体方药不详),自诉病情控制尚可。2015年于某医院行"左甲状腺切除术",查尿蛋白(+),口服"泼尼松每日6片,优甲乐每日5/4片",治疗好转后出院。2016年复查示:尿蛋白(+)。2018年2月复查:尿蛋白(+),补体C3↓。24h尿蛋白定量正常,泼尼松减至每日1片半,口服"羟氯喹每日2片"治疗,口服中药。2018年6月在当地医院复查抗核抗体(+),抗核抗体滴度1∶1 000,抗SSA(+),Ro52(+),组蛋白抗体(+);补体C3:0.82(0.9～1.8);尿蛋白(+),24h尿蛋白定量正常;白细胞2.67×10^9/L,中性粒细胞1.01(1.8～6.3);T3:1.13(1.3～3.1);甲状腺B超回报:双侧颈部淋巴结稍大,甲状腺右叶未见异常。

刻下症:孕2月余,现眼睑浮肿,腰酸乏力,怕冷,口唇青紫,心悸,眠差,脱发,胃脘不适,纳可,二便调。舌青紫,边有瘀斑瘀点,脉滑数。

西医诊断:①系统性红斑狼疮;②结缔组织病。

中医诊断:阴阳毒(心脾两虚证)。

治法:健脾养心,养血柔肝。

处方:

方一:归脾汤加减。白术15g,茯神30g,黄芪30g,龙眼肉12g,炙远志12g,当归12g,桑寄生30g,续断15g,酸枣仁30g,潞党参30g,木香10g,泽泻30g,炙甘草5g。3剂,每剂水煎3次,将药液混合后,分5次口服,1天半服1剂。

方二:当归芍药散加减。当归10g,白芍18g,茯苓30g,白术15g,黄芪30g,桂枝12g,川芎5g,泽泻30g,潞党参30g,炙甘草5g,菟丝子12g,桑寄生30g。3剂,每剂水煎3次,将药液混合后,分5次口服,1天半服1剂。

嘱患者定期复查血常规、尿常规,密切关注胎儿情况,待一般情况好转后,可改服中成药十全大补丸、归脾丸(水蜜丸)巩固疗效。

患者服药后,述眼睑浮肿,腰酸乏力等症较前明显减轻,胎儿发育正常。

按语:孟如教授认为,系统性红斑狼疮的病理特点多为本虚标实,以阴阳气血亏虚、脏腑功能失调为本,热毒炽盛为标。急性发作期多以卫气营血辨证指导治疗,慢性缓解期多按内伤杂病规律进行辨治。《医宗金鉴》早就有云:"阴阳毒无常也。"本例患者病程较长,病情处于慢性缓解期,临床表现以本虚为主(心脾两虚、气血不足),予归脾汤健脾养心、调补气血为治。

患者血常规提示长期白细胞低于正常，伴乏力，中医认为证属气虚；患者舌边有瘀斑瘀点，加之怕冷，舌边属肝，提示血脉运行不畅，瘀血内阻，但患者处于孕期，慎用活血化瘀类药物，故方中川芎（气分活血药）减量使用，适量加用续断、桑寄生、菟丝子等固肾保胎之药。孟如教授善用经方，方一中归脾汤加用泽泻与白术（泽泻汤），方二加用桂枝（苓桂术甘汤），健脾利水之力强，则眼睑浮肿之症消；方二当归芍药与四君子汤合用，暗合十全大补汤，调补气血之意。

案4

李某，女，25岁，2018年12月28日初诊。

主诉：四肢关节游走性疼痛1年余。

现病史：患者于2017年5月无明显诱因出现四肢关节隐痛，未引起重视。2017年10月四肢关节疼痛加重，至某医院就诊，查双足、双手X线片，提示未见明显异常（具体不详），诊断为："骨关节炎"，建议回家休养观察。发病以来，疼痛反复发作，未规律用药，亦未系统治疗。2018年6月双手指、双腕、双肘、双足底疼痛复发，疼痛剧烈，难以忍受，至某医院就诊，查RF分型：RFIg136.24U/ml，RFIgG53.85U/ml，RFIgM133.07U/ml；抗核抗体谱：ANA（+），SmD1（+），U1-snRNP（+），SSA-60KD（+），SSA-52KD（+），SSB-La（+）：ESR 45mm；CCP（−）；诊断考虑"系统性红斑狼疮"。2018年6月8日抗核抗体谱检测ANA（+）；抗中性粒细胞胞浆抗体检测（ANCA）：抗核抗体初筛阳性（+）↑，抗核抗体核型核颗粒型↑，抗核抗体滴度1∶320↑，抗U1-nRNP抗体阳性（+++）↑，抗Sm抗体阳性（+）↑，抗SS-A抗体阳性（+++）↑，抗Ro-52抗体阳性（+++）↑，抗SS-B抗体阳性（+++）↑，抗核糖体P蛋白抗体阳性（+++）↑，余抗体（−）。抗磷脂综合抗体检测：抗β_2糖蛋白总抗体18.64（U/ml）↑；类风湿因子：类风湿因子IgG抗体17.50（U/ml）↑，类风湿因子IgM抗体97.75（U/ml）。经治疗后病情好转出院。2018年7月2日某医院查甲功五项结果示：血清促甲状腺激素测定39.82uIU/ml↑。2018年7月13日某医院查甲功五项结果示：促甲状腺激素26.37uIU/ml↑，内服中药治疗（具体不详）。长期用药：硫酸羟氯喹每日2片，拜阿司匹林每日1片，优甲乐每日半片，甲泼尼龙片每日1片。

刻下症：全身关节游走性疼痛，疲乏无力，心慌心悸，饮食可，睡眠差，二便调。舌质偏红，苔薄白，脉细，右寸、左关脉弱无力。

西医诊断：系统性红斑狼疮。

中医诊断：痹证（气阴两伤，外感风寒湿，风邪尤甚证）。

治法：益气养阴，祛风除湿。

处方：

方一：黄芪生脉汤加减。黄芪30g，太子参25g，麦冬15g，秦艽12g，威灵仙15g，五味子3g，荆芥12g，防风12g，白芍30g，甘草3g。3剂，每剂水煎3次，将药液混合后，分5次口服，1天半服1剂。

方二：荆防败毒散加减。荆芥12g，防风12g，柴胡12g，前胡15g，川芎12g，枳壳12g，桔梗12g，甘草3g，苏条参30g，麦冬15g，五味子3g。3剂，每剂水煎3次，将药液混合后，分5次口服，1天半服1剂。

患者服药后，述全身关节游走性疼痛等症明显减轻，回访症状平稳。

按语：系统性红斑狼疮的中医辨证应以患者目前的症状、舌脉象为主。本例患者目前表现为关节游走性疼痛为主症，辨病属中医“痹证”范畴。系统性红斑狼疮初期多为火热之邪作祟，表现为一派热象，病久热邪易耗伤气阴，故疲乏无力，不耐劳作。阴伤则口干舌燥，心失所养则心慌心悸，血不养心则眠差，火热扰心则心烦烘热，结合舌脉辨证，舌质偏红，苔薄白，脉细，右寸、左关脉弱无力。孟如教授细察脉象，右寸候肺，肺主气，右寸脉弱无力，则提示肺气亏虚；左关候肝，肝主筋，肝藏血，左关脉弱无力，则提示气阴两虚，四诊合参，故辨为“气阴两伤，风寒湿痹，风邪尤甚”证，治以益气养阴、祛风除湿。方一标本同治，首选黄芪生脉汤加减；方二重在治标，祛除外感风寒湿之邪，首选荆防败毒散加减。

系统性红斑狼疮病程较长，临床症状复杂多变，中医辨证可按急性发作期和慢性缓解期来辨证论治。急性发作期主要以高热、内脏损伤、出血为主，可按温病卫气营血辨证论治；慢性缓解期主要以气阴两伤、肝肾阴虚为主要证型，可按脏腑经络辨证论。总之，系统性红斑狼疮的病证结合，应在病名诊断的基础上，以受损脏腑的主要临床表现为辨证论治的依据，如此方可奏效。

案5

林某，女，21岁，2018年9月21日初诊。

主诉：系统性红斑狼疮病史8年，加重伴反复头晕乏力1年余。

现病史：患者家属代诉，患者2010年因膝关节疼痛，行动不利，到某医院就诊，经检查后诊断为“系统性红斑狼疮”（具体检查不详），予环磷酰胺，羟氯喹，泼尼松每日16片，护胃，补钙治疗后症状缓解，后泼尼松逐渐减量3片。后因脱发停服激素，1年左右症状复发，并出现贫血，后调整泼尼松用量后病情缓解。2011年至2018年期间症状时轻时重，1年前无明显诱因出现反复头晕，血压最高232/120mmHg，多次于当地住院治疗；现服用泼尼松每日3片。

刻下症：眼睑浮肿，面色少华，面部散在蝶形红斑，头晕，神疲乏力，胸闷，时有恶心欲呕，纳眠尚可，二便调，舌淡苔黄腻，边有齿印，脉细弦。

辅助检查：2018年6月5日复查：抗核抗体：ANA（+），滴度S 1∶320，CS 1∶100，ds-DNA（+），nRNP（+），抗Sm（−），抗SSA（−）。血常规：红细胞1.65×10^{12}/L↓，血红蛋白43g/L↓；肝肾功提示有功能损害。

西医诊断：①高血压3级极高危；②系统性红斑狼疮；③狼疮性肾炎；④慢性肾功能不全衰竭期。

中医诊断：眩晕（湿热内蕴证）。

治法：清化痰热，平肝健脾。

处方：

方一：黄连温胆龙骨牡蛎汤加减。川黄连10g，竹茹5g，枳实12g，法半夏15g，陈皮12g，茯苓30g，生龙骨30g，生牡蛎30g，钩藤30g，天麻15g，甘草3g。3剂，每剂水煎3次，将药液混合后，分5次口服，1天半服1剂。

方二：当归芍药散加减。当归15g，白芍30g，川芎12g，白术15g，茯苓30g，泽泻30g，钩藤30g，怀山药30g，车前子30g，杜仲15g，石决明30g。3剂，每剂水煎3次，将药液混合后，分5次口服，1天半服1剂。

服药1月后复诊，患者述眼睑浮肿，面部红斑逐渐消退，继予上方加减善后。

按语：患者病程已久，本病日久易致脏腑虚损，多形成本虚标实之证，脏腑气血阴阳为虚，痰湿热邪为标。《张氏医通》曰：“精不泄，归精于肝而化清血。”肝肾阴虚，肝阴虚则阴不维阳，阳亢于上，加之形体偏胖，体内痰湿较重，风阳夹痰，上扰清空，则发为眩晕。脾虚则气血生化乏源，加上病程日久，故重度贫血；体胖者多有气虚，故患者神疲乏力；痰湿中阻，阻滞气机，胃气当降而不降，故时有恶心欲呕。针对患者本虚标实证候，予补虚泻实，治以清化痰热，平肝健脾，方中天麻、钩藤、石决明平肝潜阳息风；白芍柔肝滋阴；白术、茯苓、山药补中健脾；黄连、竹茹、半夏清化痰热；诸药合用，效果自显。

案6

娄某，女，18岁，2018年5月14日初诊。

主诉：面部红斑反复发作5年余。

现病史：患者自诉2013年无明显诱因出现面部红斑、低热，遂就诊于某医院未果，至另一医院诊治，经检查（24h尿蛋白定量最高3g/24h）、肾脏穿刺活检诊断为：SLE、SLE肾炎，予泼尼松每日10片、环磷酰胺及补钙、护胃等治疗后症状缓解；2014年至2017年间，多次因红斑再发就诊于某医院，调整泼尼松用量后缓解（最大剂量为每日10片、最小剂量为每日2片维持）；2018年4月复查尿蛋白（+），24h尿蛋白定量为0.7g/24h。

刻下症：面部红斑时隐时现，尿蛋白（+），口干口苦，无关节疼痛，无腹痛，纳眠可，二便调，未诉其他特殊不适。舌尖红，苔白腻，脉弦滑。

既往史：“系统性红斑狼疮”病史5年，症状反复发作。自诉对“阿莫西林”过敏。否认家族遗传病史。

西医诊断：系统性红斑狼疮。

中医诊断：红蝴蝶疮（阴虚火旺证）。

治法：清热凉血，益气滋阴。

处方：

方一：青蒿鳖甲汤合犀角地黄汤加减。水牛角50g（先煎30分钟），杭芍15g，牡丹皮10g，生地15g，知母5g，青蒿15g，鳖甲30g，白茅根30g。3剂，每剂水煎3次，将药液混合后，分5次口服，1天半服1剂。

方二：犀角地黄汤合六味地黄汤加减。水牛角50g，杭芍15g，牡丹皮10g，生地15g，怀山药30g，枣皮12g，茯苓30g，泽泻30g，车前子30g，丹参18g。3剂，每剂水煎3次，将药液混合后，分5次口服，1天半服1剂。

服药后复诊，患者述面部红斑逐渐消退，继予上方加减调理善后。

按语：根据患者症状，可知属于中医学病名中“发斑”范畴。《伤寒六书》中所言道，大热则伤血，血热不散，里实表虚，热气乘虚出于皮肤而为斑也，轻则为疹子，甚则为锦纹。《济生方·血病门》云“所以夫血之妄行也，未有不因热之所发……”，及《景岳全书·血证》云“血本阴精，不宜动也，而动则为病……盖动者多由于火，火盛则逼血妄行……”。此证本属阳毒，患者时有热气上蒸于面部，可知其肾气不足，固摄失调，应滋阴补肾，防止虚火上扰，其中犀角地黄汤选用水牛角，可清大热；青蒿鳖甲之联用又可清虚热，红斑多由火热之邪引起，两方均可消火热之邪，缓解热象的同时配合六味地黄又可补益肾精，交替服用对于治疗年轻患者可有良效。

案7

严某，女，35岁，2018年8月31日初诊。

主诉：面部蝶形红斑数年，加重9月。

现病史：患者自诉其母亲及兄长均有系统性红斑狼疮病史，自己幼年发现鼻尖部红斑，无特殊不适，遂未重视。9月前无明显诱因出现双侧面颊部红斑，伴关节疼痛、四肢麻木、脚肿，遂就诊于某医院，经免疫学检查，确诊为“系统性红斑狼疮”，服用“泼尼松每日1片；硫酸羟氯喹每日1片”，症状缓解。

刻下症：面部红斑，口干，纳眠尚可，二便调。舌红少苔，脉弦细，双侧尺脉不足。

查体：面部蝶形红斑隐约可见，双手掌皮肤发红。

辅助检查：2017年12月1日ANA流式荧光18项：ANA（+）；抗双链DNA抗体778↑；抗核小体抗体337↑；抗组蛋白抗体364↑；抗SS-A/Ro60kd抗体233↑；抗SS-A、Ro52kd抗体199↑；抗线粒体M2抗体160↑。类风湿二项＋炎性指标：抗环瓜氨酸抗体37.20↑。尿常规：尿潜血（++）。免疫球蛋白及补体：补体C3 0.57↓。早期肾损伤指标：视黄醇结合蛋白21.9↓。

2018年2月25日尿常规：蛋白质（+）；尿潜血（+++），红细胞酯酶224.5p/μl↑；白细胞（++），白细胞酯酶73.7p/μl↑。

西医诊断：系统性红斑狼疮。

中医诊断：红蝴蝶疮（肝肾阴虚证）。

治法：滋阴清热，补益肝肾。

处方：

方一：犀地汤合二至丸加减。水牛角100g（先煎30min），生地黄15g，白芍15g，牡丹皮10g，女贞子12g，旱莲草15g，白茅根30g，车前子30g，大蓟30g。5剂，每剂水煎3次，将药液混合后，分5次口服，1天半服1剂。

方二：知柏地黄合二至丸加减。知母10g，炒黄柏12g，生地黄15g，山药30g，枣皮12g，茯苓30g，泽泻30g，牡丹皮10g，女贞子12g，旱莲草12g，大蓟30g，车前子30g。5剂，每剂水煎3次，将药液混合后，分5次口服，1天半服1剂。

先服方一及方二各3剂，服完继续交替服方一及方二各2剂，10剂服完后，复查尿常规，观察面部红斑情况。

服药1月后复诊，患者述面部红斑逐渐消退，继予上方加减调理善后。

按语：本病多为气阴两虚、肝肾阴虚两个证型，《医门八法》云："诸病多生于肝。"本病病性为本虚标实。气阴亏虚、肝肾阴虚为本，风、寒、湿、热、痰、瘀为标。《金匮要略心典》云："毒，邪气蕴结不解之谓，风、寒、湿、热、痰、瘀为外邪邪毒，毒邪客体日久则伤正。"该患者肝肾阴虚，虚火内盛，火热破血妄行，火性炎上，故出现面部蝶形红斑隐约可见，双手掌皮肤发红；热盛伤津，津液不足，故口干；舌红少苔，脉弦细均为阴虚内热之征象，双侧尺脉不足提示患者肾气不足。治以补益肝肾，滋阴清热，方以滋养肝肾之二至丸为基础方加减。方中牡丹皮可凉血化瘀，清透血分伏热瘀毒，《本草求真》云："丹皮能泻阴中之火，使火退而阴生，所以入足少阴而佐滋补之用。"《本经疏证》云："牡丹皮气寒，故所通者血脉中热结。"生地黄于《本草汇言》中记载："生地，为补肾要药，益阴上品，故凉血补血有功。"《本草从新》中载熟地黄为："滋肾水，封填骨髓，利血脉，补益真阴，聪耳明目一切肝肾阴亏，虚损百病，为壮水之主药。"配合白茅根凉血清热，车前子利尿通淋，全方搭配合理，用药精妙。

案8

张某，女，77岁，2018年6月15日初诊。

主诉：面部、手背皮肤红疹9年。

现病史：患者自诉于2009年6月无明显诱因出现面部、手背皮肤红疹，至某医院就诊，诊断为湿疹，治疗(具体不详)后无明显改善。后7月至某医院住院治疗，行抗核抗体测定：(+)，行2次病检均发现红斑狼疮细胞。予口服醋酸泼尼松每日3片，羟氯喹每日3次，每次2片，口服中药(具体不详)治疗后好转出院。出院后半月醋酸泼尼松减量为每日2片，1月后减量为每日1片，于2010年停药，但持续口服中药(具体不详)半年余。2014年因"过敏"至某院就诊，行抗核抗体测定(+)，数值不详。予口服醋酸泼尼松每日1片，1月后停药。2017年因"肢体关节疼痛"至某院住院治疗，行风湿因子检查示(+)，抗核抗体测定：(+)，数值3200，予口服醋酸泼尼松每日6片，沙利度胺每晚2片，硫酸氨基葡萄糖每次2粒，每日3次，双醋瑞因每日 1 片。治疗后病情好转出院。现长期口服醋酸泼尼松每日 1 片，硫酸氨基葡萄糖每次 2 粒，每日 2 次，沙利度胺每晚 2 片。

刻下症：面部、手背褐色疹印，肢体关节无明显疼痛，手足指趾关节发麻，神疲乏力，头昏，行走不稳，心慌、胸闷、气促，视物不明，耳鸣，纳眠可，大便日行一次，质软，排出困难，夜间解小便 1～2 次不等，醒后可入睡。

既往史：2018 年 5 月于某医院诊断为冠心病，予口服万爽力每日 1 片，时感心慌、胸闷，加予丹参滴丸每日 6 粒。荨麻疹、类风湿关节炎病史。否认高血压、糖尿病等慢性病史，自诉对“东北大豆油”过敏，否认其他药物、食物过敏史。否认家族遗传病史。

西医诊断：系统性红斑狼疮。

中医诊断：阴阳毒（气阴两虚证）。

治法：益气养阴，活血通络。

处方：

方一：黄芪生脉汤加减。黄芪 30g，潞党参 30g，麦冬 18g，五味子 3g，紫丹参 18g，葛根 30g。2 剂，每剂水煎 3 次，将药液混合后，分 5 次口服，1 天半服 1 剂。

方二：益气聪明汤加减。黄芪 30g，葛根 30g，蔓荆子 30g，炒黄柏 12g，升麻 5g，柴胡 12g，白芍 15g，炙甘草 5g。2 剂，每剂水煎 3 次，将药液混合后，分 5 次口服，1 天半服 1 剂。

方三：补阳还五汤加减。黄芪 120g，赤芍 5g，川芎 3g，当归 6g，地龙 3g，桃仁 3g，红花 3g。2 剂，每剂水煎 3 次，将药液混合后，分 5 次口服，1 天半服 1 剂。

服药 1 月后复诊，患者述面部、手背褐色疹印逐渐消退，手足指趾关节发麻等症较前缓解，继予上方加减调理巩固疗效。

按语：患者病程日久，耗伤人体阴阳根本，成气阴两虚。《素问•生气通天论篇》曰：“阳强不能密，阴气乃绝；阴平阳秘，精神乃治；阴阳离决，精气乃绝。”肾精亏虚，阴阳失调，脏腑功能紊乱，则病由此生。患者阴阳失调，虚热内生，迫血妄行，显于肌肤，发为斑疹。心失所养则心慌、胸闷、气促；脉弦细，右手尺脉弱，左手寸脉弱，轻中取滑，重按无，舌黯红边有齿印，苔薄黄，考虑为气血不足且运行不畅。四诊合参，治以益气养阴活血，以黄芪生脉汤加减标本同治；手足麻木可加服丹参滴丸；视物不明，耳鸣，可用益气聪明汤聪耳明目。“久病入络”，补阳还五汤益气活血通络，助邪外出。

案9

张某，女，33岁，2018年9月7日初诊。

主诉：反复全身肌肉酸痛半年余。

现病史：患者于2018年4月外出游玩时出现全身肌肉、关节疼痛，伴发热，体温波动在39～41℃，于当地按感冒治疗，症状无缓解。2018年5月在某医院住院治疗，入院查抗核抗体检测示：抗核抗体筛查试验（+），抗双链DNA抗体荧光筛查试验（+），抗RNP/Sm抗体（+），抗Sm抗体（+），抗SS-A抗体（+++），抗Ro52抗体（+++），抗双链DNA抗体（++），抗核小体抗体（+），抗组蛋白抗体（+），抗核糖体P蛋白抗体（+++）。抗RA33抗体IgA 52.13↑，抗RA33抗体IgG 32.16↑，抗RA33抗体IgM 40.26↑。免疫球蛋白及补体定量测定示：免疫球蛋白G 27.4↑，补体C3 0.38↓，补体C4 0.06↓，免疫球蛋白k轻链6.48↑，免疫球蛋白λ轻链2.89↑。肝功能示：白蛋白36.9g/L↓，r-谷氨酰胺转移酶79↑。血常规示：白细胞2.96×10^9/L↓。诊断为系统性红斑狼疮，经治疗后症状好转出院。8月前患者因反复发热、头痛，在某医院住院时诊断为：①系统性红斑狼疮（狼疮血液系统受累；狼疮性肝损伤；狼疮性肌炎可能）；②尿路感染；③右肾囊肿；④甲状腺左侧叶囊实混合性结节。住院期间，醋酸泼尼松由每日8片减至每日4片时，出现全身肌肉、关节疼痛症状加重，经治疗后症状好转出院。出院后口服醋酸泼尼松每日8片，双环醇片每次1片，每日3次，头孢克洛缓释片每次1片，每日2次，硫酸羟氯喹片每次2片，每日2次，骨化三醇软胶囊每晚1粒，泮托拉唑肠溶胶囊每日2片；碳酸钙胶囊每次2粒，每日2次。

刻下症：面部少量红斑，全身肌肉酸痛，腰酸，腹胀甚，寒冷往来，两胁胀痛，急躁易怒，神疲乏力，头晕胀痛，左侧肢体发麻，不能走路远行，偶有咽痛、双目酸胀视物不清，纳可眠差，自感手心脚心发热，小便正常，大便每次3～4日，时干时稀。舌尖红，边有齿印，苔白厚腻，脉细。

西医诊断：系统性红斑狼疮（狼疮血液系统受累；狼疮性肝损伤；狼疮性肌炎可能）。

中医诊断：红蝴蝶疮（肝脾不调证）。

治法：调和肝脾。

处方：

方一：柴平汤合保和丸加减。柴胡12g，厚朴15g，法半夏15g，山楂15g，神曲30g，陈皮12g，茯苓30g，甘草3g，葛根30g，黄芩12g，苍术15g，莱菔子15g。3剂，每剂水煎3次，将药液混合后，分5次口服，1天半服1剂。

方二：益肝散加减。白术15g，茯苓30g，柴胡12g，当归15g，白芍30g，枳实30g，钩藤30g，葛根30g，甘草3g，蔓荆子12g。3剂，每剂水煎3次，将药液混合后，分5次口服，1天半服1剂。

服药1月后复诊，患者述面部红斑逐渐消退，全身肌肉酸痛等症缓解，继予上方加减调理善后。

按语：该患者以“面部红斑，腹胀，头昏胀痛，寒冷往来，两胁胀痛，急躁易怒”为主症，实验室提示肝损伤。《知医必辨论•肝气》曰：“人之五脏，惟肝易动而难静。其他脏有病，不过自病……惟肝一病即延及他脏。”中医认为肝失疏泄、脾失运化，则气机失调，出现以上症状。李东垣言：“内伤脾胃，百病由生。”脾主四肢肌肉，脾胃受损，则一身酸痛，舌脉亦提示肝脾不调。治以调和肝脾、理气和胃，辅以解肌止痛。方中柴胡、葛根解肌，蔓荆子清利头目；益肝散为丹栀逍遥散去薄荷加钩藤而来，疏肝解郁、养血祛风，则头胀痛可解。系统性红斑狼疮多为血热，建议患者少食油腻、煎炸等食物，并适当运动，注意休息，勿过劳。

案10

郑某，女，47岁，2018年5月31日初诊。

主诉：反复头昏头痛伴全身倦怠乏力6年余。

现病史：6年前无明显诱因出现头昏头痛，头部闷痛、头重如裹，无视物旋转、猝然跌倒，全身倦怠乏力，于2012年10月至某医院中医科住院治疗，症状无明显改善。血常规提示：血小板、血红蛋白、白细胞等均降低，血小板计数最低2×10^9/L；尿常规：隐血(+)；肝功异常。后转血液科进行治疗，完善相关检查后诊断为系统性红斑狼疮，使用激素冲击治疗、补充血小板及对症治疗后患者症状稍改善，血小板、血红蛋白、白细胞等恢复正常值，出院后卧床休息3月。患病过程中复查血常规、尿常规、肝肾，无发热、浮肿、口腔溃疡等症状。6年间患者血小板计数波动在$(80\sim100)\times10^9$/L范围内，血红蛋白基本正常；尿常规：隐血(+)；抽血查抗磷脂抗体异常。患者口服药物维持治疗(甲泼尼龙隔日1片，羟氯喹每日2片，他克莫司隔日1片，骨化三醇每日2粒)缓解症状。曾口服中药：郁金15g，桑叶15g，炒厚朴10g，连翘15g，炒酸枣仁15g，忍冬藤15g，五味子15g，乌梅2g，槟榔15g，丹参30g，牡丹皮15g，紫草15g，白鲜皮15g，防风15g，荆芥10g，白芷 10g，藁本 10g，茵陈 15g，紫花地丁 15g，败酱草 10g，桔梗 8g，炙升麻 5g，炒知母 20g。口服上述中药后，患者自觉头昏头痛，乏力，睡眠饮食、大便等情况均有所改善。

刻下症：头昏，头闷胀痛，头重如裹，无视物旋转、猝然跌倒，全身倦怠乏力，口干，侧卧不适，晒后面部红斑，胃脘胀闷不适，偶感气短，双手指关节活动不灵活，恶风恶寒，伴咳嗽流涕，四肢冰冷（夜间为甚），全身可见散在皮下瘀斑，纳眠差，舌红少津，苔薄腻，脉虚细，大便稀，呈水样便，每日 2～4 次，小便调。

既往史：2012 年检查发现少量心包积液、胸腔积液；免疫性肝损伤；饮食不适及劳累后出现全身荨麻疹；否认高血压、糖尿病，冠心病等急慢性病史。否认传染病病史。2012 年骨髓穿刺术，排除白血病；2007 年行胆囊切除术。否认输血史、外伤史。

西医诊断：系统性红斑狼疮。

中医诊断：阴阳毒（脾虚湿阻，外感风寒证）。

治法：健脾益气，养血柔肝，疏风解表。

处方：

方一：益气聪明汤加减。葛根 30g，蔓荆子 12g，升麻 12g，焦黄柏 12g，芍药 15g，甘草 3g，黄芪 30g，太子参 30g，柴胡 12g，枳壳 12g，泽泻 30g，白术 12g。3 剂，每剂水煎 3 次，将药液混合后，分 5 次口服，1 天半服 1 剂。

方二：当归芍药散加减。当归 12g，芍药 15g，川芎 12g，白术 12g，泽泻 30g，茯苓 30g，枳实 15g，天花粉 15g。3 剂，每剂水煎 3 次，将药液混合后，分 5 次口服，1 天半服 1 剂。

方三：荆防败毒散加减。荆芥 12g，防风 12g，羌活 12g，葛根 12g，柴胡 12g，前胡 15g，川芎 12g，枳壳 12g，桔梗 12g，甘草 3g。3 剂，每剂水煎 3 次，将药液混合后，分 5 次口服，1 天半服 1 剂。若服羌活太过燥热，可换成蔓荆子。

服药 1 月后复诊，患者述头昏，头闷胀痛等症明显减轻，继予上方加减调理善后。

按语：系统性红斑狼疮的发病病因尚不明确。孟如教授针对患者头痛如裹症状予益气聪明汤以清利头目，方中葛根、蔓荆子升清降浊兼可除湿。患者头晕胀闷，为浊阴上犯之症状，如若益气聪明汤效果佳，则可改服益气聪明丸，减少患者服药量同时便于每日服用。益气聪明汤出自《东垣试效方》，书中所言："益气聪明汤令目广大，久服无内外障、耳鸣耳聋之患。又令精神过倍，元气自益，身轻体健，耳目聪明。"《张氏医通》云："六腑清阳之气，五脏精华之血，皆朝会于高巅。"患者久病体虚，五脏受损，脑为痰浊所蒙，故以益气聪明汤以开窍升清。

当归芍药散经现代药理学研究可升高血小板，针对红斑狼疮病人血小板减少引起的贫血具有良好效果，同时孟如教授建议配合枳术丸以健脾益气。患者喜平卧，头昏沉，侧卧难以呼吸，为"心下有支饮，其人苦冒眩，泽泻汤主之"。方中用大量泽泻，可利水渗湿，化浊降脂兼泄热。

方三则针对患者近期的感冒流涕、咳嗽等外感症状，孟如教授将独活换葛根不仅可活血，亦可升举清阳。

三方共起益气升阳，养血柔肝，健脾益气，解表驱邪之功效。

案 11

李某，女，43 岁，2000 年 2 月 22 日初诊。

主诉：反复浮肿、腰痛 6 年余，加重 1 周。

现病史：患者 1993 年 4 月因浮肿、腰痛、蛋白尿在某医院住院确诊为"系统性红斑狼疮"，予泼尼松片口服及注射环磷酰胺冲击治疗（具体不详）后，尿蛋白波动在（++）至（+++）之间，症状无明显改善，配合中药治疗，发病以来病情反复。1 周来感腰部胀痛，遇劳加重，颜面及双眼睑浮肿，晨起双手指紧胀感，时感双手背手指发麻，双下肢肿胀感，神疲思睡，肢软乏力，服泼尼松片每日 4 片。

刻下症：颜面及双眼睑浮肿，双下肢肿胀感，腰部胀痛，遇劳加重，晨起时感双手指紧胀感，时感双手背手指发麻，神疲思睡，肢软乏力，纳可，大便调，小便浑浊。舌淡红，苔薄白，脉滑。

辅助检查：尿常规：尿蛋白（+++），潜血（+++）；24 小时尿蛋白定量为 1 232.5mg/24h；临床免疫学检查：ANA（+），A-dsDNA（+），ENA 谱：抗 -SSA（+），抗 -ENA（+）。

西医诊断：系统性红斑狼疮。

中医诊断：水肿（脾肾两虚证）。

治法：滋阴补肾，健脾利水。

处方：

方一：二至六味饮加味。生地黄 15g，怀山药 15g，山茱萸 12g，茯苓

30g，泽泻 30g，牡丹皮 10g，女贞子 12g，旱莲草 12g，防己 12g，白茅根 20g，益母草 12g，枸杞子 30g。3 剂，每剂水煎 3 次，将药液混合后，分 5 次口服，1 天半服 1 剂。

方二：防己黄芪汤合四苓散加味。黄芪 30g，白术 15g，防己 12g，茯苓 30g，泽泻 30g，猪苓 15g，薏苡仁 30g，白茅根 15g，大蓟 30g，忍冬藤 25g，豨莶草 15g，甘草 3g。3 剂，每剂水煎 3 次，将药液混合后，分 5 次口服，1 天半服 1 剂。

嘱方一及方二交替水煎服，每日 1 剂，日服 3 次，连服 40 日。注意休息，避免过度劳累；宜食低盐，低脂，清淡饮食，忌食辛辣香燥之品；慎起居，避受风寒或风热之邪。

二诊（2000 年 4 月 6 日）：患者服药后，颜面及双眼睑浮肿基本消退，双下肢肿胀减轻，仍时感腰酸痛，近来常感牙龈肿痛，咽干痛，神疲乏力，纳眠可，大便干结，小便调。唇干，舌红少津，苔薄白，脉滑。复查尿常规：尿蛋白为（++），潜血（++）。为肾阴亏虚日久，致阴虚火旺，虚火上炎，加之外感火热之邪，内外合邪，火热上攻而病，治宜滋阴降火。

处方：

方一：三才封髓丹加味。天冬 15g，生地黄 15g，南沙参 20g，焦柏 12g，砂仁 5g（后下），骨碎补 15g，露蜂房 12g，桑叶 12g，菊花 12g，芦根 25g，蒲公英 25g，甘草 3g。3 剂，每剂水煎 3 次，将药液混合后，分 5 次口服，1 天半服 1 剂。

方二：知柏地黄丸加味。知母 12g，焦柏 12g，生地黄 15g，怀山药 30g，山茱萸 12g，茯苓 30g，泽泻 30g，牡丹皮 10g，黄芪 15g，大蓟 30g，露蜂房 12g，重楼 12g。5 剂，每剂水煎 3 次，将药液混合后，分 5 次口服，1 天半服 1 剂。

连服 2 月以上，另泼尼松减服为每日 3 片，余嘱同前。

三诊（2000 年 6 月 20 日）：服药后双下肢肿胀感消除，牙龈肿痛症状缓解，腰痛明显减轻。现晨起感倦怠乏力，目胀眼花，偶感腰膝酸软，纳眠可，二便调。查体：下肢无凹陷性水肿，舌红苔薄白，脉细。复查尿常规：尿蛋白（+），潜血（++）。此为久病迁延，精气血亏虚，目失所养，故宜滋阴补肾，养肝明目调治。

处方：

方一：二至六味饮加味。生地黄 15g，怀山药 15g，山茱萸 12g，茯苓 30g，泽泻 30g，牡丹皮 10g，女贞子 12g，旱莲草 12g，大蓟 30g，益母草 12g，木贼草 12g，夏枯草 12g。3 剂，每剂水煎 3 次，将药液混合后，分 5 次口服，1 天半服 1 剂。

方二：杞菊地黄丸加味。枸杞子 30g，菊花 12g，生地黄 15g，山茱萸 12g，怀山药 25g，茯苓 30g，泽泻 30g，牡丹皮 12g，续断 12g，桑寄生 15g，白茅根 15g，大蓟 30g。3 剂，每剂水煎 3 次，将药液混合后，分 5 次口服，1 天半服 1 剂。

连服半年以上，另泼尼松减服为每日 2 片。余嘱同前。

按语：此为久病且久治未愈，反复迁延，致肾（肝）精（血）亏虚，肾府（腰）失养，肾气不足，开阖不利，摄藏失权。病人久病五脏受累，脾为中枢，久之必然水湿内停，泛于肌肤，故见颜面，双上眼睑浮肿，晨起双手指紧胀感，双下肢肿胀感，腰部胀痛，遇劳加重，神疲思睡，肢软乏力，蛋白尿之脾肾两虚证。

（1）系统性红斑狼疮为自身免疫性疾病，具有临床表现复杂多变，多器官多系统损伤，以及病情反复，迁延难愈之特点。本病案患者在疾病缓解过程中复发，浮肿、腰痛等症状加重，尿蛋白增多，符合本病特点。

（2）本案患者因初诊以浮肿、腰痛为主症，而浮肿较为明显，故按中医“水肿”病之脾肾两虚证辨治。《素问·水热穴论篇》曰：“肾者，胃之关也，关闭不利，故聚水而从其类也，上下溢于皮肤，故为胕肿。”经治浮肿明显消退，为辨证准确，处方用药得当及时，故获良效。患者复诊时以腰痛为主症，兼有牙龈肿痛，咽干痛等症，故按中医“腰痛”病之阴虚火旺证辨治，经以滋阴降火，清热解毒法治疗症减，又按“虚劳”病之肾阴亏虚证辨治后腰痛明显缓解，尿蛋白减少至转阴，治疗获显效。

（3）在整个辨治过程中抓住肾阴亏虚的基本病机，滋阴补肾为基本治则贯穿于其中，辨证运用经方六味地黄丸与二至丸配伍成对组成新方“二至六味饮”方，佐以健脾利水法，方选“防己黄芪汤合四苓汤”，或滋阴降火之“知柏地黄丸”等随证灵活加减治之，使病情得以控制和缓解。同时，减服激素剂量，使其不良反应降到最低程度。由于本病系难治性疾病，中医药治疗应作为长期的基本治疗方法，这样才可能提高生存质量，增加痊愈概率。

案 12

周某，男，24 岁，1999 年 3 月 10 日初诊。

主诉：颜面皮肤出现红斑皮损 2 年余，加重 1 周。

现病史：患者诉1997年2月起出现颜面皮肤红斑皮损，继而胸背部、手掌、指端等处皮肤亦出现点状红斑皮损。于1998年4月入住某医院皮肤科，经查确诊为“系统性红斑狼疮”，予服泼尼松、双嘧达莫等药及间断服中药治疗后症状有所减轻。一周来，患者自觉颜面、双耳廓皮肤红斑皮损明显加重，左手掌外部皮肤亦出现小片状红斑皮损，服泼尼松每日2片半，沙利度胺片每次2片，每日3次，效果欠佳，遂来求治于中医。

刻下症：头额，两颊，双耳廓及左手掌外部皮肤小片状暗红斑皮损，咽干痛，时咳痰，阵感心悸，少寐，时觉烦躁，大便偏干。舌黯红少津，苔微黄腻，脉滑。

辅助检查：尿蛋白(-)。

西医诊断：系统性红斑狼疮。

中医诊断：血证——紫斑(阴虚血热证)。

治法：滋阴降火，清热解毒，凉血消斑。

处方：

方一：犀角地黄汤合增液汤加味。水牛角(代犀角)20g，生地黄10g，牡丹皮10g，杭芍15g，玄参15g，麦冬20g，青蒿15g，连翘30g，白茅根15g，蒲公英25g，紫花地丁20g，甘草3g。5剂，每剂水煎3次，将药液混合后，分5次口服，1天半服1剂。

方二：知柏地黄丸合二至丸加味。知母12g，焦柏12g，生地黄15g，山茱萸10g，怀山药15g，茯苓15g，泽泻12g，牡丹皮10g，女贞子12g，旱莲草12g，柴胡12g，黄芩12g，法半夏12g。5剂，每剂水煎3次，将药液混合后，分5次口服，1天半服1剂。

嘱以上两方交替水煎服，每日1剂，日服3次，连服2月以上；并嘱避免日光及紫外线直接照射，忌食辛辣香燥之品，避受风热邪毒侵袭，避免过度劳累。

二诊(1999年6月2日)：服药后双耳廓及左手掌皮肤小片状红斑皮损已愈，颜面红斑皮损明显减少，色变浅，咽痛，咳嗽症除，自行停服药物。现头额、两颊暗红斑色变浅，头额部痤疮多，自觉鼻燥咽干，面烘热，动则汗出，时心悸气短，夜寐易醒，神疲肢软，纳少。为热毒余邪未尽，虚火仍存，热盛伤津又耗气，故仍当治以滋阴清热，解毒凉血，兼益气生津。

处方：

方一：犀角地黄汤合增液汤加味。水牛角(代犀角)50g，生地黄15g，杭芍 15g，牡丹皮 10g，玄参 15g，麦冬 20g，桔梗 12g，青蒿 12g，通大海 10g，黄芩 12g，荆芥 12g，甘草 3g。5 剂，每剂水煎 3 次，将药液混合后，分 5 次口服，1 天半服 1 剂。

方二：知柏地黄丸合生脉散加味。知母 12g，焦柏 12g，生地黄 15g，山茱萸 12g，怀山药 15g，茯苓 20g，泽泻 30g，牡丹皮 10g，北沙参 25g，麦冬 15g，五味子 10g，生龙骨 30g，生牡蛎 30g。5 剂，每剂水煎 3 次，将药液混合后，分 5 次口服，1 天半服 1 剂。煎服法同前，连服 1 月，另泼尼松减服为每日 7.5mg，余嘱同前。

三诊（1999 年 7 月 2 日）：服药后颜面红斑皮损完全消退，鼻燥，声嘶等症除，头额部痤疮减少，咽干减，眠转安，精神稍好，纳增。仍觉面烘热，心悸气短，时腰酸痛。舌淡红苔薄黄，脉滑。为热毒余邪已微，虚火渐减，肾阴亏虚仍存，虚热所耗津气一时难复，按中医“虚劳”病辨治，续予滋阴清热，益气生津法以固本护阴，兼清余邪，巩固成效。

处方：

方一：知柏地黄丸合二至丸加味。知母 12g，焦柏 12g，生地黄 15g，山茱萸 12g，怀山药 30g，茯苓 25g，泽泻 15g，牡丹皮 10g，女贞子 12g，旱莲草 12g，荆芥 12g，黄芩 12g，紫花地丁 15g。5 剂，每剂水煎 3 次，将药液混合后，分 5 次口服，1 天半服 1 剂。

方二：增液汤合生脉二至饮加味。生地黄 15g，玄参 15g，麦冬 20g，北沙参 25g，五味子 10g，女贞子 15g，旱莲草 15g，生龙骨 30g，生牡蛎 30g，怀山药 30g，赤芍药 15g，紫丹参 15g，连翘 30g。5 剂，每剂水煎 3 次，将药液混合后，分 5 次口服，1 天半服 1 剂。

煎服法同前，连服半年。泼尼松每日 1 片半，余嘱同前。

按语：此因真阴不足，阴虚火旺，热扰心神，加之外感（火）热毒邪，内外热邪交搏，灼伤血络，迫血妄行，血溢肌肤而发病。“诸痛痒疮，皆属于心”，故有头额、两颊、双耳廓及左手掌外部皮肤小片状暗红斑皮损，咽干痛，时咳有痰，心悸，少寐，时觉烦躁，大便偏干，舌黯红少津，苔微黄腻，脉滑之阴虚血热证，属本虚标实证。

本案青年男性患者，病史 2 年余，初诊以颜面皮肤红斑皮损为主症，归属中医“血证（紫斑）”范畴。《景岳全书·血证》云：“血本阴精，不宜动也，而动则为病。血主营气，不宜损也，而损则为病。盖动者多由于火，火盛则逼血妄行；损者多由于气，气伤则血无以存。”

本案为素有阴虚火旺，外感（火）热毒邪，内外合邪，灼伤血络，迫血妄行而发病。既有阴虚内热之候，又有热毒炽盛之征，虚实夹杂，本虚而标实，故予滋阴降火，清热解毒，凉血生津法标本兼治，拟用“犀角地黄汤合增液汤加味”“知柏地黄丸合二至丸加味”等方药治之，故获良效。

本案经治主症缓解，红斑皮损完全消退，后期余有面烘热，咽干，心悸气短，时腰酸痛等兼症，按中医“虚劳”之阴虚内热，气阴两虚证辨治，予滋阴清热，益气生津法，拟用“知柏地黄丸合二至丸加味”“增液汤合生脉二至饮加味”治之，以固本护阴，清除余邪，巩固疗效。

案13

陈某，女，12岁，1997年5月30日初诊。

主诉：颜面出现红斑皮损3月。

现病史：患儿及其母诉1996年初曾出现双手指冻疮样皮损，经西医确诊为“系统性红斑狼疮”，服激素等治疗后双手指冻疮样皮损愈，病情基本稳定。今年2月份始出现颜面点片状鲜红色红斑皮损，以后逐渐增多，几乎布满整个面部，局部时有瘙痒，化验尿蛋白(++)，免疫学检查异常，服泼尼松每日8片，遂来求治于中医。

刻下症：头额、眼周、两颊、下颌及耳廓皮肤较多点片状红斑皮损，色鲜红，局部时发痒，咽中有痰，口干渴，头昏，乏力，纳少，舌红苔根部黄腻，脉滑。

西医诊断：系统性红斑狼疮。

中医诊断：血证——紫斑（热毒炽盛证）。

治法：清热解毒，凉血消斑。

处方：犀角地黄汤加味。水牛角（代犀角）50g，生地黄12g，杭芍15g，牡丹皮10g，荆芥10g，连翘15g，黄芩12g，白茅根15g，青蒿10g，桑叶15g，菊花10g，土茯苓20g，甘草3g。5剂，每剂水煎3次，将药液混合后，分5次口服，1天半服1剂。

嘱上方水煎服，连服1月以上；并嘱避免阳光及紫外线照射，避受风热邪毒侵袭，忌食辛辣香燥之品，避免过度劳累。

二诊(1997年7月4日)：服药后患儿颜面红斑皮损较前减少，色浅暗，局部痒感除，精神稍好，纳稍增。仍感头昏，乏力，咽干有痰，汗多，舌脉如前，复查尿蛋白为(+)。为热毒渐清，标实仍存，故续予原治法，守原方加减治之。

处方：犀角地黄汤加味。水牛角（代犀角）50g，生地黄12g，赤芍15g，牡丹皮10g，连翘15g，黄芩12g，白茅根15g，青蒿10g，玄参12g，忍冬藤15g，板蓝根15g，甘草3g。5剂，每剂水煎3次，将药液混合后，分5次口服，1天半服1剂。

连服3月，所服泼尼松递减为每日6片，余嘱同前。

三诊（1998年1月19日）：服药3月后患儿下颌，耳廓红斑皮损消失，头额、两颊皮肤红斑明显减少，颜色变浅，无新红斑出现，精神，纳可，自行停服中药3月。近一周来咳嗽有痰，白睛红赤，头额、两颊散在暗红斑隐现，时发痒，咽干，头昏，纳食少。舌黯红，苔微黄腻，脉滑细，复查尿蛋白（–）。此为热毒虽减又外感风热，且热甚阴伤，治宜疏风清热，凉血解毒为主，辅予养阴生津。

处方：

方一：桑菊饮加减。桑叶12g，菊花10g，连翘15g，杏仁10g，芦根15g，薏苡仁15g，冬瓜仁15g，荆芥10g，防风10g，鱼腥草30g，板蓝根15g，甘草3g。3剂，每剂水煎3次，将药液混合后，分5次口服，1天半服1剂。

方二：犀角地黄汤加味。水牛角（代犀角）30g，杭芍15g，牡丹皮10g，生地黄15g，玄参12g，青蒿12g，荆芥12g，防风12g，板蓝根15g，麦冬15g，白鲜皮12g，甘草3g。3剂，每剂水煎3次，将药液混合后，分5次口服，1天半服1剂。

嘱方一及方二交替水煎服，服药外感症除后，两方再服2月。所服泼尼松递减为每日4片，余嘱同前。

按语：

（1）患者平素为肾阴不足兼阳热气盛之体，外感（火）热毒邪夹风上攻，灼伤血络，迫血妄行，血溢肌肤，故有头额、眼周、两颊、下颌及耳廓皮肤较多点片状红斑皮损色鲜红，局部时发痒，咽中有痰，口干渴，舌红苔根部黄腻，脉滑的热毒炽盛之标实表现；且因热盛津伤气耗，肾虚摄藏失权，精微下泄，故又有头昏、乏力、纳食少，尿蛋白阳性的气阴不足之本虚表现。标实为主，急则治标，故在西药激素治疗为主同时，辅以犀角地黄汤加味清热解毒，凉血消斑为治。经治10月余，主症缓解，而获显效。

（2）本案少年患病，以颜面红斑皮损为主诉，平素是肾阴不足兼阳热气盛之体，易感外来火热毒邪，灼伤血络，迫血妄行所致。如《济生方·血病门》所云"夫血之妄行也，未有不因热之所发"，又《景岳全书·血证》云"血本阴精，不宜动也，而动则为病……盖动者多由于火，火盛则逼血妄行"。

（3）系统性红斑狼疮属自身免疫性疾病，常有多器官组织受损，其病情迁延反复，久治难愈。本案虽经治疗病情明显好转，然热毒余邪未净，肾阴不足犹存，且体质虚弱者易受外邪侵袭而诱使病情复发或加重；故应续清热毒余邪，并固护阴精，除寇安良，巩固疗效。中医药治疗应作为长期的基本治疗方法，病急治其标，病缓治其本或标本同治，这样才能使病变得以控制，趋于缓解或向愈。

案14

杜某，女，33岁，1997年6月13日初诊。

主诉：发现蛋白尿5个月，加重伴烘热、出汗1周。

现病史：患者1997年1月因双下肢浮肿，化验小便发现尿蛋白(+++)，于某医院住院时经临床免疫学等检查后确诊为"系统性红斑狼疮"，予静脉滴注甲泼尼龙等治疗后浮肿消退，尿蛋白减为(+)，改服泼尼松每日8片，逐渐减量至每日5片半，多次复查尿蛋白在(+)～(++)之间。1周来由于过度劳累，复查尿蛋白(+++)，伴有烘热、出汗等症，遂来要求配合中药治疗。患者1996年3月曾出现颜面、颈部红斑，经西医治疗后消退。

刻下症：身烘热，出汗多，咽干痛，无腰痛及浮肿等症状，精神尚好，纳眠可，大便正常，小便黄。查见唇干红，舌质红苔薄白，脉细滑。

西医诊断：系统性红斑狼疮。

中医诊断：虚劳（阴虚内热证）。

治法：滋阴清热，兼凉血解毒。

处方：

方一：五味消毒饮加减。紫花地丁20g，蒲公英15g，连翘30g，桑叶15g，生地黄15g，土茯苓30g，白茅根15g，大蓟30g，赤芍15g，丹参15g，败酱草20g，甘草3g。3剂，每剂水煎3次，将药液混合后，分5次口服，1天半服1剂。

方二：知柏地黄丸合二至丸加味。知母12g，焦柏12g，生地黄15g，怀山药30g，山茱萸12g，茯苓25g，泽泻30g，牡丹皮10g，女贞子12g，旱莲草12g，大蓟30g，丹参15g。3剂，每剂水煎3次，将药液混合后，分5次口服，1天半服1剂。

嘱方一及方二交替水煎服，连服40天。并嘱避免过度劳累，避受紫外线照射，忌食辛辣香燥之品。

二诊（1997年8月7日）：服药后咽痛除，咽干、身烘热、出汗诸症减，小便转清，近来夜寐多梦，余无异常。舌脉如前。复查尿蛋白为（++）。为热毒余邪已清，阴虚内热，虚热上扰心神所致。治宜滋阴清热，养血安神。

处方：

方一：酸枣仁汤合二至丸加味。酸枣仁30g，茯神15g，知母12g，川芎12g，女贞子12g，旱莲草12g，生地黄15g，怀山药30g，枣皮12g，夜交藤15g，甘草3g。3剂，每剂水煎3次，将药液混合后，分5次口服，1天半服1剂。

方二：六味地黄丸加减。生地黄15g，怀山药30g，山茱萸12g，茯苓30g，泽泻25g，青蒿12g，益母草30g，龟甲20g，生牡蛎30g，大蓟30g，甘草3g。3剂，每剂水煎3次，将药液混合后，分5次口服，1天半服1剂。

连服2月以上，另泼尼松减服为每日4片半，余嘱同前。

三诊（1997年11月4日）：服药后睡眠转安，偶感身烘热，出汗已减少，近来脱发明显，口干思饮，大便偏干日一行，余无异常，舌红苔薄黄，脉细。为精血亏虚，阴津耗损，治宜滋阴养血，清热生津。

处方：

方一：知柏地黄丸合二至丸加味。知母12g，焦柏12g，生地黄15g，怀山药30g，山茱萸12g，茯苓25g，牡丹皮10g，泽泻30g，大蓟30g，制首乌15g，女贞子15g，旱莲草15g。3剂，每剂水煎3次，将药液混合后，分5次口服，1天半服1剂。

方二：增液汤合二至丸加味。玄参15g，麦冬20g，生地黄15g，女贞子15g，旱莲草15g，天花粉15g，丹参15g，大蓟30g，白茅根15g，泽泻30g，生龙骨30g，制首乌15g。3剂，每剂水煎3次，将药液混合后，分5次口服，1天半服1剂。

连服4月以上，另泼尼松减服为每日3片。余嘱同前。

四诊（1998年3月31日）：服药后脱发减少，口干思饮症缓，无明显不适，精神，纳眠及二便均正常。故维持原治则，固本护阴，清热生津，以巩固成效。

处方：

方一：六味地黄丸合二至丸加味。生地黄15g，怀山药30g，山茱萸12g，牡丹皮10g，茯苓15g，泽泻15g，女贞子12g，旱莲草12g，玄参15g，北沙参25g，麦冬20g，五味子10g。3剂，每剂水煎3次，将药液混合后，分5次口服，1天半服1剂。

方二：增液汤合二至丸加味。玄参12g，生地黄15g，麦冬20g，女贞子12g，旱莲草12g，怀山药30g，山茱萸12g，茯苓15g，牡丹皮12g，甘草3g，制首乌15g，桑椹15g。3剂，每剂水煎3次，将药液混合后，分5次口服，1天半服1剂。

连服半年以上，另泼尼松减服为每日1片半，余嘱同前。一年后随访，患者尿蛋白转阴未复发，临床显效，病情缓解。

按语：

（1）系统性红斑狼疮属自身免疫性疾病，为难治性疾病，其病情复杂多变，迁延难愈。本案患者以蛋白尿为主症，烘热、出汗、咽干等为兼症，归属中医“虚劳”范畴，辨为阴虚内热证。所谓“精气夺则虚”，“阳虚则寒，阴虚则热”。

（2）本案特点有二：其一，患者为中年女性，因双下肢浮肿而发现蛋白尿5个月，加重1周，并伴有烘热、出汗等症。曾颜面、颈部出现红斑，经西医治疗后消退。患病初期热毒炽盛，虽治余热未尽，久致真阴亏虚，虚热内生，内外热（毒）邪交织而发病。其二，本案初诊时为阴虚内热，兼热毒未尽，予滋阴清热，兼凉血解毒之法治疗有效，继而热毒已清，故孟如教授抓住阴虚内热之主要病机进行辨证施治，灵活运用经验方“知柏地黄丸合二至丸加味”“酸枣仁汤合二至丸加味”“增液汤合二至丸加味”等加减治疗，辨证准确，用方精当，故获显效。并在中药治疗获效同时减服激素剂量，使其不良反应降到最低程度。

（3）该病例经治主症消失，兼症好转，尿蛋白转阴；但因肾阴亏虚日久难复，且内热易与外邪为寇而致复发，故仍当续予滋阴清热之法为主调治，以巩固疗效。中医药治疗应作为长期的基本治疗方法，这样才可能保持较好地生存质量及有向愈可能。

案15

余某，女，34岁，1997年10月20日初诊。

主诉：心悸失眠，神疲乏力伴烘热多汗半年。

现病史：患者1993年10月因“全身关节肌肉疼痛，心悸气短，神疲乏力，烘热多汗，不规则发热3月”在某医院住院治疗，经相关检查确诊为“系统性红斑狼疮”，予激素治疗1月（具体不详）后，全身关节肌肉疼痛症状消失，热退，病情好转出院，出院后病情一直较稳定。半年前因劳累后出现心悸失眠，神疲乏力，烘热多汗。

刻下症：心悸，心烦眠差，多梦，神疲乏力，烘热多汗，月经量少，纳可，小便正常，面红，舌质红少津，苔薄白，脉细。

辅助检查：血常规无异常；尿常规：蛋白（++）。

西医诊断：系统性红斑狼疮。

中医诊断：心悸（气阴两虚，肝血不足证）。

治法：益气养阴，养血安神。

处方：黄芪生脉散合酸枣仁汤加味。黄芪30g，太子参25g，麦冬15g，五味子10g，酸枣仁30g，知母12g，茯神25g，川芎12g，益母草15g，小蓟15g，生龙骨30g，生牡蛎30g，甘草3g。5剂，每剂水煎3次，将药液混合后，分5次口服，1天半服1剂。连服1月。

二诊：用药后精神稍佳，余症减轻。劳累后仍感心悸气短，失眠多梦，神疲易累，烘热多汗，12月3日月经至，量少，3天净，纳可，二便调。此为气阴两虚，肝血不足证减而未愈，仍治以益气养阴，养血安神，原方再服1月。

三诊：患者服上方至今，烘热多汗除，诸症减轻，偶感心悸气短，经行前心烦眠差，纳可，二便调。化验血常规无异常；尿常规：蛋白（+）；临床免疫检查：无异常。患者经治主症已缓解，尿蛋白已降至（+），治疗显效；但气阴两虚，肝血不足证尚未完全缓解，故偶感心悸气短，经前虚烦不寐，继续治以益气养阴，养血安神。

处方：黄芪生脉散合酸枣仁汤加减。黄芪30g，太子参25g，麦冬15g，五味子10g，酸枣仁30g，知母12g，茯神25g，川芎12g，益母草15g，小蓟15g，鸡血藤30g，甘草3g。12剂，每剂水煎3次，将药液混合后，分5次口服，1天半服1剂。

按语：

（1）系统性红斑狼疮以女性多见，女子以血为本，如《灵枢》曰：“今妇人之生，有余于气，不足于血，以其数脱于血也。”女子的多种生理活动，经、带、胎、产、乳均易伤阴血，从而易造成素体阴虚，阴虚火旺的状态，因而易感受热毒之邪。

（2）热毒之邪既能耗气又可伤阴，以致气阴两虚，阴虚又可致血虚，故本病后期多见气阴两虚，肝血不足。阴虚内热，虚火上扰心神，且血虚心神失养，故虚烦不寐。

(3) 生脉散益气养心，敛阴止汗，黄芪加强补气之功，酸枣仁汤养血安神，清热除烦，全方有较强益气养阴，养血安神之功，故用于治疗气阴两虚，肝血不足之虚烦不寐甚佳，辨证要点为心悸失眠，神疲乏力，烘热多汗。

案16

余某，女，46岁，2008年12月4日初诊。

主诉：四肢关节疼痛1年余。

现病史：患者素体虚弱，1年前无明显诱因出现双手指关节、掌指关节、腕关节、肘关节肿胀疼痛，屈伸不利，无晨僵，未予治疗，9个月前出现双膝关节及髋关节疼痛，伴面部蝶形红斑，半年前在某医院经免疫学检查确诊为系统性红斑狼疮，予羟氯喹、昆明山海棠（具体不详）等治疗后，疼痛时轻时重。

刻下症：四肢关节肿胀疼痛，屈伸不利，眠差多梦，入睡困难，月经推后，量少，纳可，大便干，小便正常。舌质淡红，舌苔薄白，脉细。

辅助检查：血常规：白细胞 $3.5 \times 10^9/L$↓。

西医诊断：系统性红斑狼疮。

中医诊断：痹证（风寒湿邪阻络，气血不足证）。

治法：祛风散寒除湿，益气养血安神。

处方：蠲痹汤合酸枣仁汤加减。黄芪20g，归尾15g，赤芍15g，羌活12g，防风12g，姜黄15g，酸枣仁30g，知母12g，茯神25g，川芎12g，益母草30g，泽兰15g，甘草3g。3剂，每剂水煎3次，将药液混合后，分5次口服，1天半服1剂。连服3周。

二诊（2008年12月25日）：四肢关节疼痛消失，血常规白细胞已升至正常。刻下症见：面红烘热，目干涩，眠差多梦，纳可，二便正常。

此风寒湿邪阻络之症已缓，故四肢关节疼痛消失，但因久病损伤肝肾，肝肾阴虚故见面红，烘热，眠差多梦。治以滋补肝肾，方用杞菊地黄丸合二至丸加酸枣仁治疗。

按语：

(1) 系统性红斑狼疮临床表现复杂，本案患者初诊时以四肢关节疼痛为主症，属中医"痹证"范畴。因气血不足，卫外不固，风寒湿邪乘虚而入，阻于经络关节而发病，如《素问·痹论》谓"风寒湿三气杂至，合而为痹"。

（2）患者初诊时兼见眠差多梦，月经推后，量少，皆因肝血不足所致，故治疗以蠲痹汤合酸枣仁汤祛风散寒除湿，益气养血安神，并加入益母草、泽兰调经。《本草纲目》中称益母草为“血家之圣药”，被视为治疗妇科疾病的良药。

（3）患者二诊时四肢关节疼痛已除，以烘热，目干涩，眠差多梦为主症，属中医“虚劳”范畴。风寒湿邪阻络之标实已除，而久病损及肝肾，致肝肾阴虚，故以滋补肝肾，养肝明目之杞菊地黄丸合二至丸加味治疗。

案17

李某，女，45岁，1997年4月17日初诊。

主诉：心悸气短，神疲乏力，烘热多汗半年。

现病史：患者于1996年10月因“全身关节肌肉疼痛，心悸气短，神疲乏力，烘热多汗，不规则发热3个月”在某医院住院治疗，经相关检查确诊为“系统性红斑狼疮”，予激素治疗（具体不详）1月后，全身关节肌肉疼痛消失，热退，病情好转出院，但心悸气短，神疲乏力，烘热多汗仍未减轻。

刻下症：心悸气短，心烦眠差，神疲乏力，烘热多汗，口干，眼干，大便干，月经量少，纳可，小便正常，面红，舌质红少津，舌苔薄白，脉细。

辅助检查：血常规：无异常。尿常规：蛋白（+）。肝肾功：无异常。临床免疫学检查：ANA（+）1∶80（周边型），抗Sm（−），A-dsDNA（−）。

西医诊断：系统性红斑狼疮。

中医诊断：心悸（气阴两虚，肝肾阴虚）。

治法：益气养阴，滋补肝肾。

处方：黄芪生脉散合二至丸加味。黄芪30g，太子参25g，麦冬15g，五味子10g，女贞子15g，旱莲草15g，酸枣仁30g，夜交藤15g，益母草15g，小蓟15g，甘草3g。10剂，水煎服，每日1剂，日服3次。

二诊（1997年6月9日）：患者服上方至今，睡眠转佳，其余诸症减轻。现症见动则心悸气短，神疲易累，烘热多汗，口干，纳眠，二便正常。此为气阴两虚，肝肾阴虚证减而未愈，仍治以益气养阴，滋补肝肾。

处方：黄芪生脉散合二至丸加味。黄芪30g，太子参25g，麦冬15g，五味子10g，女贞子15g，旱莲草15g，益母草15g，生龙骨30g，生牡蛎30g，小蓟15g，甘草3g。5剂，每剂水煎3次，将药液混合后，分5次口服，1天半服1剂。

三诊(1997年7月24日)：患者服上方至今，诸症减轻，劳累时仍感心悸，气短，时感口干，眼干，纳眠可，二便调。行血常规：无异常。尿常规：蛋白(−)。临床免疫检查：无异常。此为气阴两虚，肝肾阴虚尚未治愈，故劳累时仍感心悸，气短，时感口干，眼干。治以益气养阴，滋补肝肾。

处方：黄芪生脉散合二至丸加味。黄芪30g，太子参25g，麦冬15g，五味子10g，女贞子15g，旱莲草15g，益母草15g，生龙骨30g，生牡蛎30g，甘草3g。6剂，水煎服，每日1剂，日服3次。

按语：

生脉散最早出自李杲的《内外伤辨惑论》，解其方义为“气充脉复，故名生脉”，具有益气生津，敛阴止汗之功；二至丸出自吴旻辑的《扶寿精方》：“女贞丹，冬青子本草名女贞实。采去梗叶，酒浸一昼夜，粗布袋擦去皮，晒干为末，待旱莲草出时，采数石捣汁熬浓，丸前末如梧桐子大，每夜酒下百丸，旬日间膂力加倍，发白返黑，健腰膝，强阴不足，能令老者，无夜起之劳。”二至丸具有补肝肾，益阴血之功；黄芪加强补气之力。全方合用有较强益气养阴，补肝肾之功，故用于气阴两虚，肝肾阴虚者甚佳。初诊时患者伴心烦眠差，故加用酸枣仁、夜交藤养心安神；二诊时眠转佳，汗多，去酸枣仁、夜交藤，加收敛止汗之生龙骨、生牡蛎，故获良效。

案18

景某，女，25岁，1998年8月20日初诊。

主诉：腰痛2个月，加重2周。

现病史：患者于1998年6月下旬无明显诱因出现腰痛，乏力，行尿常规示尿蛋白阳性(+++)，遂至昆明某医院住院治疗，行相关检查后确诊为“系统性红斑狼疮”，予口服泼尼松片每日10片等(具体不详)药物治疗，7月初行肾穿刺活检诊断为“膜增生性狼疮性肾炎(Ⅳ型)”，经治1月后尿蛋白减为(+)，病情好转出院。出院后口服泼尼松片每日10片。两周来感腰痛明显，全身乏力，时感烘热出汗，心烦易怒，少寐多梦等，遂寻中医治疗。

刻下症：腰痛明显，肢软乏力，时有面热，身烘热，出汗，心烦易怒，少寐多梦，脱发，左下肢踝部肿胀感，饮食，二便正常。舌质红少津，苔黄腻，脉细滑。

辅助检查：尿常规示尿蛋白(+)。

西医诊断：①系统性红斑狼疮；②膜增生性狼疮性肾炎(Ⅳ型)。

中医诊断：腰痛（肾阴亏虚证）。

治法：滋阴补肾，兼清热除烦。

处方：

方一：六味二至饮加味。生地黄 15g，怀山药 20g，山茱萸 12g，茯苓 15g，泽泻 30g，牡丹皮 10g，女贞子 12g，旱莲草 12g，地骨皮 15g，桑寄生 30g，酸枣仁 30g，知母 12g。5 剂，每剂水煎 3 次，将药液混合后，分 5 次口服，1 天半服 1 剂。

方二：酸枣仁汤合知柏地黄丸。酸枣仁 30g，知母 12g，茯神 15g，川芎 12g，生地黄 15g，怀山药 30g，山茱萸 12g，茯苓 20g，泽泻 30g，牡丹皮 10g，知母 12g，焦柏 12g。5 剂，每剂水煎 3 次，将药液混合后，分 5 次口服，1 天半服 1 剂。

嘱方一及方二交替水煎服，连服 1 月。并嘱避免日光，紫外线照射，避免感受外邪，忌食辛辣香燥之品，避免过度劳累。

二诊（1998 年 9 月 24 日）：服药后腰痛及左足踝水肿症有所减轻，眠稍安，精神好转。仍觉烘热出汗，面热，脱发，3 天来感牙龈肿痛，口苦咽干，纳可，大便干，小便正常。舌红苔微黄腻，脉滑，复查尿蛋白微量。辨为肾阴亏虚，虚火上攻，故治以滋阴补肾，清热降火。

处方：

方一：六味二至饮加味。生地黄 15g，怀山药 20g，山茱萸 12g，茯苓 15g，泽泻 30g，牡丹皮 10g，女贞子 12g，旱莲草 12g，麦冬 20g，五味子 10g，露蜂房 12g，焦柏 12g，砂仁 5g。5 剂，每剂水煎 3 次，将药液混合后，分 5 次口服，1 天半服 1 剂。

方二：三才封髓丹合六味地黄丸加味。天冬 15g，生地黄 15g，南沙参 25g，砂仁 5g，焦柏 12g，露蜂房 12g，怀山药 20g，山茱萸 12g，茯苓 15g，泽泻 30g，牡丹皮 10g，地骨皮 12g。5 剂，每剂水煎 3 次，将药液混合后，分 5 次口服，1 天半服 1 剂。连服 2 月以上，另泼尼松减服为每日 7 片，余嘱同前。

三诊（1998 年 11 月 26 日）：服药后腰痛显著减轻，牙痛及左足踝水肿症除，口苦及脱发症状亦减。现仍感烘热出汗，面热，时感耳鸣，夜间明显，口干思饮，时觉腰痛，左侧肢体肌肉疼痛，左膝关节时感疼痛，纳眠可，大便不爽，日行 1～2 次，小便黄。舌黯红苔薄黄，脉滑，复查尿蛋白阴性。辨为肾阴亏虚，精血不足，筋络痹阻，治以滋阴补肾，兼舒筋通络止痛。

处方：

方一：知柏地黄丸加味。知母12g，焦柏12g，生地黄15g，怀山药20g，山茱萸12g，茯苓15g，泽泻30g，牡丹皮10g，青蒿12g，桑寄生30g，秦艽12g，生牡蛎30g。5剂，每剂水煎3次，将药液混合后，分5次口服，1天半服1剂。

方二：六味二至饮加味。生地黄15g，怀山药20g，山茱萸12g，茯苓15g，泽泻30g，牡丹皮10g，女贞子15g，旱莲草15g，地骨皮12g，银柴胡12g，秦艽12g，威灵仙15g。5剂，每剂水煎3次，将药液混合后，分5次口服，1天半服1剂。连服2月以上，另泼尼松减服为每日5片，余嘱同前。

四诊（1999年1月28日）：服药后腰痛明显缓解，烘热出汗，面部烘热等症除。仍觉耳鸣，咽干，一周来咳嗽，痰黄稠，鼻腔干燥，精神，纳眠可，二便正常，舌红，苔薄黄，脉滑。复查尿蛋白阴性，免疫球蛋白和补体正常，ANA（−），抗ds-DNA（−）。经治病情明显好转，激素逐渐减至小量。然因肾阴亏虚日久难复，又兼外感热邪，痰热壅肺，故宜在维持滋阴补肾治则的基础上，兼予清热化痰，润燥生津，以固其本，兼治其标，防止本病的复发或加重。

处方：

方一：小柴胡汤合苇茎汤加味。柴胡12g，黄芩12g，法半夏15g，南沙参20g，芦根30g，薏苡仁30g，冬瓜仁30g，桃仁10g，葛根30g，麦冬20g，鱼腥草30g，甘草3g。5剂，每剂水煎3次，将药液混合后，分5次口服，1天半服1剂。

方二：六味二至饮加味。生地黄15g，怀山药20g，山茱萸12g，茯苓15g，泽泻30g，牡丹皮10g，女贞子12g，旱莲草12g，麦冬20g，五味子10g，磁石30g，玄参15g。5剂，每剂水煎3次，将药液混合后，分5次口服，1天半服1剂。

另泼尼松减服为每日2片，余嘱同前。

按语：

（1）本案患者为年轻女性，以腰痛为主症，伴有蛋白尿。因本病激素用量大，故以西医治疗为主，辅以中医中药辨证施治。

（2）本案病例应考虑到大剂量的激素对人体免疫功能有较强的抑制作用，在以激素为主的西医治疗有效基础上，中医辨证本病为肾阴亏虚，予滋阴补肾法为主，运用经验方“六味二至饮加味”“知柏地黄丸加味”等方药治之。《素问》曰："辛甘发散为阳，酸苦涌泄为阴，咸味涌泄为阴，淡味渗泄为阳。"六味地黄丸是酸苦甘辛咸淡六味俱备，具有阴阳互根的原理。既滋阴补肾固本，又一定程度抑制了激素的副作用，并逐渐减服激素剂量，使病情明显缓解。

案 19

曹某，女，45 岁，1997 年 7 月 17 日初诊。

主诉：口腔溃疡反复发作 10 年，再发加重半年。

现病史：患者 10 年前因进食辛辣食物后出现口腔溃疡，口唇肿胀疼痛，服中药治疗 1 周（具体不详）后溃疡愈合，肿痛消失。以后每遇日晒及进食辛辣食物时口腔溃疡复发，半年前因日晒后口腔溃疡再发加重，久不愈合，2 周前在某医院经皮肤活检确诊为"盘状红斑狼疮"。

刻下症：口唇黏膜盘状红斑皮损，肿胀疼痛，口腔颊黏膜及舌溃疡，疼痛，纳呆，脘痞，食后腹胀，大便干，二三日一行，小便短黄，面红，舌质红，苔黄腻，脉滑。

辅助检查：临床免疫学检查：ANA（+），抗 ENA（+），抗 SA（+）；血沉：30m/h；皮肤病理诊断：符合盘状红斑狼疮改变；前臂狼疮带试验（+）。

西医诊断：系统性红斑狼疮。

中医诊断：口疮（湿热内蕴证）。

治法：清热利湿，理气健脾。

处方：三仁汤合平胃散加味。杏仁 12g，薏苡仁 30g，白豆蔻 10g，厚朴 12g，通草 10g，滑石 18g，竹叶 10g，法半夏 15g，苍术 15g，陈皮 12g，枳实 15g，甘草 3g。10 剂，每剂水煎 3 次，将药液混合后，分 5 次口服，1 天半服 1 剂。

二诊（1997 年 8 月 26 日）：患者服上方至今，口腔黏膜溃疡愈合，口唇红斑皮损减轻，纳增，腹胀减。现症见：口唇盘状红斑皮损轻微疼痛，神疲乏力，肢软，烘热出汗，口干，纳眠、二便正常，舌红少津，舌苔薄黄，脉细。此为湿热之邪耗气伤阴，以致气阴两虚，治以益气养阴。调整处方如下：

处方：生脉散合二至丸加味。苏条参 25g，麦冬 15g，五味子 10g，女贞子 15g，旱莲草 15g，生地黄 15g，山药 30g，杭芍 15g，黄芩 12g，甘草 3g。3 剂，每剂水煎 3 次，将药液混合后，分 5 次口服，1 天半服 1 剂。连服 1 月。

三诊（1997 年 9 月 30 日）：患者服上方至今，口唇红斑皮损愈合，盘状红斑消退。现症见：失眠多梦，心烦，神疲乏力，肢软，口干，纳可，二便调，舌质红，苔薄白，脉细。化验血常规、免疫检查无异常。尿常规：蛋白(-)。患者经治后主症缓解，临床免疫学正常，治疗显效。但因气阴两虚尚未完全恢复，阴虚内热，热扰心神，故见失眠多梦，心烦，神疲乏力，肢软，口干。舌质红，苔薄白，脉细均为气阴两虚之征。治以益气养阴，养心安神。调整处方如下：

处方：生脉散合酸枣仁汤加味。苏条参25g，麦冬15g，五味子10g，酸枣仁30g，茯神25g，川芎12g，知母10g，合欢皮15g，夜交藤15g，甘草3g。5剂，每剂水煎3次，将药液混合后，分5次口服，1天半服1剂。

按语：

（1）本病以口唇及口舌溃疡肿痛为主症，唇属脾，脾开窍于口，故此病多与脾胃相关，治疗尚需兼顾脾胃，故加用平胃散理气健脾。《圣济总录》："口疮者，由心脾有热，气冲上焦，熏发口舌，故作疮也。"患者每因日晒及进食辛辣食物后病情加剧，说明与感受热邪有关。热伤脾胃，脾湿不运，以致湿热内蕴中焦而发为本病，故采用清热利湿之三仁汤为主方治之。

（2）患者经治1个月后，二诊时湿热症状基本消除，唇舌溃疡，肿痛，脘痞，腹胀诸症明显好转，治疗有效。但因湿热之气耗气伤阴，以至气阴两虚，出现神疲乏力，肢软，烘热出汗，口干，舌红少津等气阴两虚表现，故改用益气养阴之生脉散合二至丸治疗；三诊时患者唇舌溃疡，肿痛已愈，尚有虚烦不寐，改用生脉散合酸枣仁汤加味益气养阴，养心安神，以调理善后。

案20

蒋某，男，20岁，2008年11月11日初诊。

主诉：颜面皮肤红斑，双下肢皮肤散在出血点半年。

现病史：患者诉4年前因"颜面皮肤红斑，血小板减少"在昆明某医院行相关检查确诊为"系统性红斑狼疮"，经予激素、环磷酰胺等药物治疗（具体不详）后病情稳定。半年前因不慎外感后出现颜面皮肤红斑，双下肢皮肤出现少量散在出血点。

刻下症：颜面皮肤红斑，双下肢少量散在皮下出血点，神疲乏力，烘热汗出，口干欲饮，近1周来饮食不节后出现腹胀，便溏。唇红干，舌质红，少苔，脉细。

辅助检查：血常规检查示血小板为$87 \times 10^9/L$。

西医诊断：系统性红斑狼疮。

中医诊断：血证（热毒炽盛，肝肾阴虚证）。

治法：清热解毒，滋补肝肾，凉血散瘀。

处方：犀角地黄汤合知柏地黄汤加味。水牛角（代犀角）50g，生地黄15g，赤芍15g，牡丹皮15g，山药30g，山茱萸15g，茯苓30g，泽泻15g，知母10g，焦黄柏12g，青蒿15g，枳实15g，焦山楂15g。5剂，每剂水煎3次，将药液混合后，分5次口服，1天半服1剂。

二诊（2008年12月9日）：服上方至今，血小板已升至正常，双下肢皮肤散在出血点除，腹胀，便溏消失，颜面红斑减轻。现症见：神疲乏力，烘热出汗，口干，二便正常，舌脉同前。说明服药后热毒炽盛，肝肾阴虚之症已减轻，故下肢皮肤出血点消失，颜面红斑减轻。因热毒之邪耗气伤阴，而致气阴两伤，肝肾阴虚，故见神疲乏力，烘热出汗，口干，舌质红少津，舌苔少，脉细。治以益气养阴，滋补肝肾，调整处方如下：

黄芪生脉散合二至丸加味。黄芪30g，太子参25g，麦冬15g，五味子10g，女贞子15g，旱莲草15g，生龙骨30g，生牡蛎30g，甘草3g，枳实15g，白术15g，生麦芽15g，威灵仙15g。6剂，水煎服，每日1剂，日服3次。

按语：

（1）本案患者初诊时主症有颜面皮肤红斑，双下肢皮肤散在出血点，烘热汗出，口渴欲饮等表现，属中医“血证”范畴。因感受热毒之邪，热毒炽盛，损伤肝肾，肝肾阴虚，阴虚火旺，虚火与实火灼伤血络，血不循常道，泛溢肌肤而发病，属虚实夹杂。治则行凉血散血之法，如“入血就恐耗血动血，直须凉血散血”。

（2）犀角地黄汤清热解毒，凉血散瘀，知柏地黄丸既能滋补肝肾，又能清热，二方合用有较强清热解毒，滋补肝肾，凉血散瘀之功。全方既清实热，又清虚热，切合病机。因患者兼见伤食腹胀，便溏，故加用枳实、焦楂行气消食。

（3）患者服药近1月，二诊时下肢皮肤出血点消退，颜面红斑减轻，说明药后热毒炽盛，肝肾阴虚之症已减轻。此时患者神疲乏力、烘热出汗、口干等症，乃热毒之邪耗气伤阴，气阴两伤所致，故用黄芪生脉散合二至丸加味治疗。黄芪生脉散益气养阴，二至丸滋补肝肾；并加用枳实、白术健脾行气；生麦芽、威灵仙疏肝理气；全方补中有行，以防滋阴之药滞脾。

案21

席某，女，36岁，1998年8月21日初诊。

主诉：反复腰痛8年，再发加重2周。

现病史：患者于1990年10月因下肢浮肿，腰痛，蛋白尿至昆明某医院行相关检查确诊为“系统性红斑狼疮”，曾服激素及注射环磷酰胺冲击治疗，并间断服用中药（具体不详），上述症状曾有所缓解，尿蛋白波动于（+）与（++）之间。两周前因外感发热后，出现腰痛明显，神疲肢软，胸闷气短等症，化验尿蛋白（++），服泼尼松每日6片，遂寻中医治疗。

刻下症：腰酸痛，神疲肢软，时感胸闷气短，颜面散在暗红色斑，咽干，纳眠少，大便正常，小便泡沫多。舌红苔薄白，脉细。

西医诊断：系统性红斑狼疮。

中医诊断：腰痛（肝肾不足，气阴两虚证）。

治法：滋补肝肾，益气养阴兼凉血解毒。

处方：

方一：黄芪生脉二至饮加味。太子参25g，麦冬20g，五味子10g，女贞子15g，旱莲草15g，黄芪25g，玄参15g，生地黄15g，天花粉15g，桔梗12g，紫花地丁20g，甘草3g。5剂，每剂水煎3次，将药液混合后，分5次口服，1天半服1剂。

方二：生脉散合六味地黄丸加减。北沙参25g，麦冬20g，五味子10g，生地黄15g，枣皮12g，怀山药30g，葛根30g，黄芪25g，益母草30g，白茅根15g，大蓟30g，甘草3g。5剂，每剂水煎3次，将药液混合后，分5次口服，1天半服1剂。

嘱方一及方二交替水煎服，连服2个月。并嘱避免过度劳累，避受紫外线照射，忌食辛辣香燥之品。

二诊（1998年10月23日）：服药后腰痛，胸闷气短等症减轻，精神稍好，前额、右上睑暗红色斑已退，两颊暗红斑色变浅，时感腰酸，眠差多梦，纳可，二便调。舌脉如前，复查尿蛋白（+）。此为余邪已清，气阴两虚仍存，阴虚日久，虚热上扰心神，故见眠差多梦之症。故仍予滋补肝肾，益气养阴之法，同时予以潜阳安神。

处方：

方一：黄芪生脉二至饮加味。太子参20g，麦冬15g，五味子10g，女贞子15g，旱莲草15g，黄芪25g，柴胡12g，杭芍15g，枳壳12g，丹参15g，夜交藤 15g，甘草 3g。5 剂，每剂水煎 3 次，将药液混合后，分 5 次口服，1 天半服 1 剂。

方二：酸枣仁汤合六味地黄丸加味。酸枣仁 30g，知母 12g，茯神 15g，生地黄 15g，怀山药 30g，枣皮 12g，泽泻 30g，生龙骨 30g，生牡蛎 30g，夜交藤 15g，大蓟 30g，枳实 15g，白术 15g。5 剂，每剂水煎 3 次，将药液混合后，分 5 次口服，1 天半服 1 剂。

连服 3 月以上，另泼尼松减服为每日 4 片，余嘱同前。

三诊（1999 年 1 月 29 日）：服药后腰痛，胸闷气短等症除，两颊暗红色斑已全部消退，精神好转，睡眠稍安。近月来右侧面颊出现少许红色斑丘疹，口干思饮，饮食及二便正常。唇红，舌红苔黄，脉滑。复查尿蛋白为微量。此为阴虚之体，卫外不固，风热之邪上犯皮肤所致，故治以滋补肝肾，兼清热凉血。

处方：

方一：酸枣仁汤合六味地黄丸加味。酸枣仁 30g，知母 12g，茯神 15g，川芎 12g，生地黄 15g，枣皮 12g，怀山药 30g，牡丹皮 10g，杭芍 15g，水牛角 50g（先煎 30 分钟），连翘 30g，青蒿 12g。5 剂，每剂水煎 3 次，将药液混合后，分 5 次口服，1 天半服 1 剂。

方二：增液汤加味。生地黄 15g，玄参 15g，麦冬 15g，牡丹皮 10g，杭芍 15g，桑叶 15g，菊花 12g，薄荷 12g，连翘 30g，黄芩 12g，青蒿 12g，甘草 3g。5 剂，每剂水煎 3 次，将药液混合后，分 5 次口服，1 天半服 1 剂。

连服 2 个月，另泼尼松减服为每日 2 片，余嘱同前。随访半年，多次复查尿蛋白均为微量，病情稳定，临床显效。

按语：

（1）本案病例为中年女性，病程较长，反复迁延，符合系统性红斑狼疮这一自身免疫性疾病的特点。本病例属中医“腰痛”范畴。辨证为肝肾不足，气阴两虚证。《医学衷中参西录•腰痛》：“肝主筋，肾主骨，腰痛为筋骨之病，是以肝肾主之。”肝肾阴液不足，不能濡养筋骨，所以发生腰痛。治宜滋补肝肾，益气养阴为主，运用经验方“黄芪生脉散合二至丸加味（黄芪生脉二至饮加味方）”“生脉散合六味地黄丸加味”等。其中，生脉散既补肺脾，又因“金生水”之理而补肾；二至丸补肝肾，益阴血，二方合用加黄芪，既补肺脾之气，又滋肝肾之阴，气阴双补。“生脉散合六味地黄丸加味”其理亦同。以上两方交替水煎服，故获显效。

（2）值得一提的是，本病例系阴虚之体且卫外不固，又复易感外来热邪，余邪未尽，伤阴耗气，致气阴愈虚，故主滋补肝肾，益气养阴的同时加紫花地丁、水牛角、青蒿等药以解毒，凉血，清热。

（3）由于系统性红斑狼疮是慢性难治性疾病，长期激素等治疗副作用较大，采用中医药辨证论治与激素联合治疗，既能减轻激素的不良反应，又可缓解症状和体征，改善理化指标，提高患者的生活质量。中西医结合治疗本病，较单纯中药或西药的治疗更具优势。

案22

雷某，女，42岁，2008年10月28日初诊。

主诉：反复乏力，烘热，出汗3年，再发加重1个月。

现病史：患者确诊患“系统性红斑狼疮”病史11年，“狼疮性肾炎”病史4年余，长期服激素等西药治疗。3年来反复神疲乏力，烘热，出汗，时感心悸，气短，曾间断服用中药治疗，症状时有减轻；近1月来上述症状加重，遂来要求配合中药治疗。化验尿蛋白(++)；服泼尼松每日2片半。

刻下症：乏力肢软，烘热，汗多，时感心悸，气短，口干思饮，右侧腰痛，肩背疼痛，时感手指关节疼痛，纳眠可，大便正常，尿频，颜面潮红，唇干红，舌质红，苔薄黄，脉细滑。

西医诊断：系统性红斑狼疮。

中医诊断：虚劳（气阴两伤，肝肾不足证）。

治法：益气养阴，滋补肝肾。

处方：

方一：生脉散合二至丸（生脉二至饮）加味。北沙参25g，麦冬20g，五味子10g，女贞子15g，旱莲草15g，生龙骨30g，生牡蛎30g，怀山药30g，秦艽15g，豨莶草20g，桑寄生30g，车前子30g，甘草3g。5剂，每剂水煎3次，将药液混合后，分5次口服，1天半服1剂。

方二：麦味地黄丸合二至丸加味。麦冬15g，五味子10g，生地黄15g，怀山药30g，枣皮15g，茯苓25g，泽泻30g，牡丹皮10g，女贞子15g，旱莲草15g，白茅根20g，威灵仙15g。5剂，每剂水煎3次，将药液混合后，分5次口服，1天半服1剂。

嘱方一及方二交替水煎服，连服2月。并嘱避免过度劳累，避受外邪，注意防护，饮食宜清淡，忌食辛辣香燥之品，保持心情愉快，树立战胜疾病的信心。

二诊（2009年1月9日）：服药后乏力、心悸、汗出等症减，腰痛及手指关节疼痛症除。仍感口干思饮，面红烘热，近来头晕发作两次伴站立不稳，恶心欲呕，双眼干涩，目赤，纳眠可，二便调。舌红边有瘀斑，中有裂纹，苔薄黄，脉细滑。此为肝肾阴虚，兼有血热所致。故当滋养肝肾，清热凉血。

处方：

方一：增液二至丸合犀角地黄汤加味。玄参15g，麦冬20g，生地黄15g，女贞子12g，旱莲草12g，水牛角50g，牡丹皮10g，杭芍15g，生龙骨30g，生牡蛎30g，钩藤30g（后下），葛根30g，甘草3g。5剂，每剂水煎3次，将药液混合后，分5次口服，1天半服1剂。

方二：杞菊地黄丸合当归芍药散加减。生地黄15g，枣皮15g，怀山药30g，茯苓25g，泽泻30g，牡丹皮10g，枸杞25g，菊花12g，白术15g，当归15g，杭芍15g，川芎12g。5剂，每剂水煎3次，将药液混合后，分5次口服，1天半服1剂。连服1月，余嘱同前。

三诊（2009年12月22日）：服药后烘热，口干，头晕，恶心欲呕等症明显缓解，间断服用初、复诊方药至今。现偶感乏力，心悸，头晕眼花，久视后感双眼干涩，纳可，夜寐易醒，大便时干时稀，日一行，小便少许泡沫，唇干红，舌淡红，边有瘀斑，苔薄白，脉细滑。复查尿蛋白微量。其病情好转，治疗有效；然因久病气血阴精兼虚，一时难复，故当加强益气养阴之力，续拟生脉二至饮为主加味治之。

处方：

方一：生脉二至饮合当归芍药散加味。太子参25g，麦冬15g，五味子10g，女贞子12g，旱莲草12g，当归15g，杭芍15g，川芎12g，白术15g，茯苓30g，泽泻30g，生龙骨30g，生牡蛎30g，枳实15g。5剂，每剂水煎3次，将药液混合后，分5次口服，1天半服1剂。

方二：生脉二至饮合六味地黄丸加味。太子参25g，麦冬15g，五味子10g，女贞子12g，旱莲草12g，生地黄15g，枣皮15g，怀山药30g，茯苓30g，泽泻30g，牡丹皮10g，枳实15g。5剂，每剂水煎3次，将药液混合后，分5次口服，1天半服1剂。

连服1月，另泼尼松减服为每日2片，余嘱同前。

按语：

（1）本案患者为中年女性，患有系统性红斑狼疮病史11年，狼疮性肾炎4年余。以反复乏力，烘热，出汗3年，再发加重1个月为主诉；化验尿蛋白(++)。归为中医“虚劳”之气阴两伤，肝肾亏虚证。《顾氏医镜》指出“虚劳一症，世之偏于阴虚者，比比皆是”。本病例患者因久病致气血阴精兼亏，而以肝肾亏虚，气阴两伤为主要病机；临证中抓住主要病机，运用经验方“生脉散合二至丸（生脉二至饮）”为主，随症配伍加减其他方药治疗14个月后主症明显减轻，复查尿蛋白微量，病情好转，治疗显效。此为辨证准确，处方用药得当之功，获良效。

(2) 因本病是自身免疫性疾病，为多器官损伤且病情复杂多变，反复迁延难愈。故中医药治疗应作为长期的基本治疗方法，如此才能保证患者生存质量提高，以期病情痊愈。

案23

鲁某，女，40岁，1997年8月28日初诊。

主诉：反复四肢肌肉关节酸痛8年余，再发加重1个月。

现病史：患者诉自1989年10月始，无明显诱因出现四肢肌肉关节游走性酸痛，乏力，手指端皮肤发凉发白等症状，继而出现低热，蛋白尿，于1991年5月住昆明某医院，经查确诊为系统性红斑狼疮，予服激素及免疫抑制剂等治疗（具体不详）后，肌肉关节酸痛缓解，病情有所好转，逐渐减服激素及停服免疫抑制剂后病情常有反复。近1个月来感觉双侧膝踝关节游走性疼痛及下肢肌肉酸痛明显，足跟痛，神疲乏力等，化验尿蛋白(++)，遂来求治于中医。半年来已行环磷酰胺冲击治疗1个疗程（共6次，每次1g)，现服泼尼松每日1片半。

刻下症：双侧膝、踝关节游走性疼痛，下肢肌肉酸痛，伴足跟痛，神疲乏力，头晕，眠差，烦躁，夜间烘热，咽干等症，舌红边有齿痕，舌中有裂纹，苔黄腻，脉细。

西医诊断：系统性红斑狼疮。

中医诊断：痹证（肝肾阴虚，风湿痹阻证）。

治法：滋补肝肾，养血益阴，佐以祛风除湿。

处方：

方一：二至丸合酸枣仁汤加味。女贞子12g，旱莲草12g，酸枣仁30g，知母12g，茯神15g，川芎12g，天麻12g，续断15g，桑寄生30g，地骨皮15g，薏苡仁30g，甘草3g。5剂，每剂水煎3次，将药液混合后，分5次口服，1 天半服 1 剂。

方二：生脉散合二至丸加味。北沙参 30g，麦冬 20g，五味子 10g，女贞子 12g，旱莲草 12g，生龙骨 30g，生牡蛎 30g，桑寄生 30g，续断 15g，秦艽 12g，薏苡仁 30g，木瓜 15g。5 剂，每剂水煎 3 次，将药液混合后，分 5 次口服，1 天半服 1 剂。

嘱上两方交替水煎服，连服 1 月。并嘱避免过度劳累，避免感受外邪，避受紫外线照射，忌食辛辣香燥之品。

二诊（1997 年 9 月 25 日）：服药后关节、肌肉酸痛及头晕，烦躁等症减，精神好转，眠转安，月经于 3 天前至，今已净。仍感足跟疼痛，咽干，时觉双膝关节游走性疼痛及小腿肌肉酸痛，偶腰酸痛。舌红边有齿痕，中有裂纹，苔微黄腻，脉沉细，复查尿蛋白为（+）。为肝肾精血亏虚日久，筋脉失濡一时难复，余邪未尽，故治法如前。

处方：

方一：六味二至饮加味。生地黄 15g，枣皮 12g，怀山药 30g，茯苓 25g，泽泻 30g，牡丹皮 12g，女贞子 12g，旱莲草 12g，怀牛膝 15g，大蓟 30g，豨莶草 30g，威灵仙 30g，桑寄生 30g。5 剂，每剂水煎 3 次，将药液混合后，分 5 次口服，1 天半服 1 剂。

方二：二至丸合四物汤加味。女贞子 15g，旱莲草 15g，当归 15g，赤芍 15g，川芎 12g，生地黄 15g，姜黄 15，秦艽 12g，伸筋草 12g，木瓜 15g，怀牛膝 15g，桑寄生 30g。5 剂，每剂水煎 3 次，将药液混合后，分 5 次口服，1 天半服 1 剂。煎服法同前，连服 1 月以上，泼尼松仍服为每日 1 片半，余嘱同前。

三诊（1997 年 10 月 23 日）：服药后双膝关节酸痛及腰痛症状缓解，余症减轻，时小腿肌肉酸痛，手指麻胀感，头晕，时感乏力肢软，舌淡红边有齿痕苔薄黄，脉细。复查尿蛋白（+）。此为病久筋脉失濡难复，血气亏虚兼存，余邪未尽，故治法同前。

处方：

方一：六味二至饮加味。生地黄 15g，枣皮 12g，怀山药 30g，茯苓 25g，泽泻 30g，牡丹皮 12g，女贞子 12g，旱莲草 12g，天麻 12g，桑枝 45g，秦艽 15g，伸筋草 15g。3 剂，每剂水煎 3 次，将药液混合后，分 5 次口服，1 天半服 1 剂。

方二：二至丸合四物汤加味。女贞子 15g，旱莲草 15g，当归 15g，赤芍

15g，川芎 12g，生地黄 15g，灵芝 25g，怀山药 30g，姜黄 15g，伸筋草 12g，忍冬藤 15g，大枣 30g。5 剂，每剂水煎 3 次，将药液混合后，分 5 次口服，1 天半服 1 剂。

连服 3 月以上。余嘱同前。

按语：

此因素体肝肾不足、阴血亏虚，筋脉失于濡养，复感风湿之邪痹阻经络，且肾虚摄藏失权，精微物质下泄，髓海空虚，虚热上扰，津不上承，加之药毒外邪内伤肝脾，阴血耗损，胞脉失养。本案病例为中年女性，且患系统性红斑狼疮病 8 年，病程较长，以反复四肢关节肌肉疼痛为主症，诊其为"痹证"。《济生方•痹》云："皆因体虚……受风寒湿气而成痹也。"辨证为肝肾阴虚，风湿痹阻之本虚标实证，拟以具有滋补肝肾，养血益阴的"二至丸合酸枣仁汤""六味二至饮""二至丸合四物汤"等方剂为主，辅加祛风除湿之天麻、续断、桑寄生、桑枝、秦艽等，标本同治，故获良效。

案 24

舒某，女，32 岁，1997 年 12 月 4 日初诊。

主诉：乏力，心悸，气短伴头昏 1 个月。

现病史：患系统性红斑狼疮已 4 年。近 1 个月来无明显诱因出现全身乏力，心悸气短，并感头昏头晕等，化验血、尿常规均无异常，遂来求治于中医。现服泼尼松每日 4 片。

刻下症：自诉全身乏力，心悸，气短，头昏，神疲思睡，脱发，腰酸痛，右膝关节疼痛，面红烘热，咽干，白带量多，有异味，大便日行三至四次，舌淡红少津，苔薄黄，脉滑。

西医诊断：系统性红斑狼疮。

中医诊断：虚劳（肝肾不足，气阴两虚证）。

治法：益气养阴，滋补肝肾兼清利湿热。

处方：

方一：生脉散合二至丸（生脉二至饮）加味。北沙参 20g，麦冬 20g，五味子 5g，女贞子 12g，旱莲草 12g，怀牛膝 15g，焦柏 12g，苍术 12g，薏苡仁 30g，续断 15g，桑寄生 30g，莲须 20g。3 剂，每剂水煎 3 次，将药液混合后，分 5 次口服，1 天半服 1 剂。

方二：生脉散合六味地黄丸加味。北沙参 25g，麦冬 20g，五味子 10g，生地黄 15g，怀山药 30g，枣皮 12g，茯苓 15g，牡丹皮 10g，泽泻 30g，莲须 30g，煅牡蛎 30g，乌贼骨 15g。3 剂，每剂水煎 3 次，将药液混合后，分 5 次口服，1 天半服 1 剂。

嘱上两方交替水煎服，连服 1 月半。并嘱避免过度劳累，忌食辛辣香燥之品，避免感受外邪及紫外线照射。

二诊（1998 年 1 月 22 日）：服药后乏力，心悸气短，头昏等症减，白带量减少，精神稍佳；仍感腰酸痛，脱发，现行经期尤感明显。4 天来感左侧颈淋巴结肿痛，偶咳，咽干痛，纳眠可，二便调，舌红苔薄黄，脉滑。此为余邪未净，肝肾不足，气阴亏虚证仍存，且经期阴血亏虚愈甚。卫外不固，风热外袭，痰热聚滞于阳明，故见左侧淋巴结肿痛，偶咳，咽干痛等症。故维持原治则的同时，兼予疏风清热，解毒散结治之。

处方：

方一：荆防败毒散加减。连翘 30g，荆芥 12g，防风 12g，柴胡 12g，枳壳 12g，桔梗 12g，前胡 15g，茯苓 25g，川芎 12g，蒲公英 15g，僵蚕 15g，甘草 3g。3 剂，每剂水煎 3 次，将药液混合后，分 5 次口服，1 天半服 1 剂。

方二：生脉散合二至丸（生脉二至饮）加味。北沙参 15g，麦冬 20g，五味子 5g，女贞子 12g，旱莲草 12g，生龙骨 30g，生牡蛎 30g，葛根 15g，焦柏 12g，苍术 15g，薏苡仁 30g，甘草 3g。3 剂，每剂水煎 3 次，将药液混合后，分 5 次口服，1 天半服 1 剂。

连服 1 月以上，另泼尼松减服为每日 3 片，余嘱同前。

三诊（1998 年 3 月 5 日）：服药后左侧颈部淋巴结肿痛、咽痛、咳嗽等症除，心悸气短缓解，脱发减少，精神转佳；仍感腰酸痛，咽干，面觉烘热，偶心悸，头昏，眠差，纳可，大便日二行，成形，小便调，舌红少津，苔薄白，脉滑。此为肝肾不足，气阴两虚日久，阴血亏虚，虚热上扰心神，故见眠差之症。故予益气养阴，滋补肝肾，除烦安神调治之。

处方：

方一：生脉散合二至丸加味。北沙参 20g，麦冬 20g，五味子 5g，女贞子 12g，旱莲草 12g，酸枣仁 30g，知母 12g，茯神 15g，川芎 12g，玄参 15g，生地黄 15g，天花粉 15g。3 剂，每剂水煎 3 次，将药液混合后，分 5 次口服，1 天半服 1 剂。

方二：二至丸合六味地黄丸加减。女贞子 15g，旱莲草 15g，生地黄 15g，枣皮 12g，怀山药 30g，枳实 15g，白术 15g，杭芍 15g，夜交藤 15g，延胡索15g，柴胡12g，甘草3g。3剂，每剂水煎3次，将药液混合后，分5次口服，1天半服1剂。煎服法同前，连服3个月，泼尼松减为每日2片，余嘱同前。随访半年，病情稳定，临床显效。

按语：

（1）本案系统性红斑狼疮病患者以乏力，心悸，气短伴头昏1个月为主诉，据此归属中医“虚劳”范畴。《素问》：“年四十而阴气自半也，起居衰矣。年五六十，体重，耳目不聪明矣。”证属肝肾不足，气阴两虚，并兼有湿热互结，外感风热，痰热聚滞之证，为本虚标实证。

（2）本案抓住肝肾不足，气阴两虚之基本病机特点，以益气养阴，滋补肝肾为基本治则贯穿于疾病此阶段的整个治疗过程，辨证运用经方生脉散（益气养阴）与二至丸（滋养肝肾）巧妙配伍成对，组成新方——生脉二至饮加味方，并以此方为主加用清热利湿之方药，或加用疏风清热，解毒散结之方药，急则治其标，缓则治其本辨证施治，临床获得满意疗效。生脉二至饮作为经验方之一常辨证用于系统性红斑狼疮等自身免疫性疾病的中医药治疗。

案25

黄某，女，17岁，1997年10月30日初诊。

主诉：烦躁，失眠伴脱发2个月余。

现病史：患系统性红斑狼疮1年余，一直服激素并配合中药调治（具体不详），病情基本稳定。今年8月中旬因学习疲劳过度，化验尿蛋白（+++），加服硫唑嘌呤治疗（具体不详）1个月后复查尿蛋白转阴。但2个多月来常感心中烦躁，眠差多梦，脱发明显，遂来要求配合中药治疗。复查尿蛋白（+）。服泼尼松每日1片半，服硫唑嘌呤每次半片，每日2次。

刻下症：心中烦躁，眠差多梦，脱发明显，纳食少，食后腹胀，时感腰酸痛，闭经2个月，舌红苔薄白，脉细。

西医诊断：系统性红斑狼疮。

中医诊断：虚劳（肝肾不足，阴血亏虚证）。

治法：滋补肝肾，养血安神，兼理气健脾。

处方：

方一：酸枣仁汤合二至丸加味。酸枣仁30g，知母12g，茯神15g，川芎12g，女贞子12g，旱莲草12g，制首乌15g，夜交藤15g，枳实12g，白术15g，大蓟 30g，甘草 3g。3 剂，每剂水煎 3 次，将药液混合后，分 5 次口服，1 天半服 1 剂。

方二：枳术丸合六君子汤加味。枳实 12g，白术 15g，茯苓 15g，法半夏 15g，陈皮 12g，太子参 25g，酸枣仁 30g，当归 15g，杭芍 15g，制首乌 15g，夜交藤 15g，甘草 3g。3 剂，每剂水煎 3 次，将药液混合后，分 5 次口服，1 天半服 1 剂。

嘱上两方交替水煎服，连服 1 个月。并嘱避免过度劳累，保持心情舒畅，忌食辛辣香燥之品，避受外邪侵袭。

二诊（1997 年 11 月 28 日）：服药后睡眠稍安，腹胀减，纳食稍增，月经已于 11 月 9 日至，量中等，8 天净。仍感心烦，脱发明显，夜寐多梦，久站感腰酸痛，大便正常，小便黄，舌脉如前。复查尿蛋白为（-）。为病久阴血亏虚仍明显，肝郁脾虚仍存，仍守原治则治之。

处方：

方一：酸枣仁汤合二至丸加味。酸枣仁 30g，知母 12g，茯神 15g，川芎 12g，女贞子 12g，旱莲草 12g，制首乌 15g，夜交滕 15g，枳实 12g，白术 15g，山楂 15g，甘草 3g。3 剂，每剂水煎 3 次，将药液混合后，分 5 次口服，1 天半服 1 剂。

方二：六君子汤合枳术丸加味。太子参 25g，白术 15g，茯苓 15g，法半夏 15g，陈皮 12g，枳实 12g，当归 15g，杭芍 15g，炙远志 12g，制首乌 15g，夜交藤 15g，甘草 3g。3 剂，每剂水煎 3 次，将药液混合后，分 5 次口服，1 天半服 1 剂。

连服 1 个月，另泼尼松减服为每日 1 片，硫唑嘌呤服用量同前，余嘱同前。

三诊（1997 年 12 月 29 日）：服药后睡眠转佳，脱发症减，腹胀除，月经正常至。久站感腰酸痛，时心悸，气短，纳食少，大便干，日一行，小便黄，舌脉如前，复查尿蛋白为（-）。为肝肾不足，阴血亏虚日久，内热耗气伤阴致气阴两伤，在维持原治则基础上兼予益气养阴治之。

处方：

方一：酸枣仁汤合生脉二至饮加味。酸枣仁 30g，知母 12g，茯神 15g，川芎 12g，太子参 15g，麦冬 20g，五味子 5g，女贞子 12g，旱莲草 12g，灵芝 25g，制首乌 15g，甘草 3g。3 剂，每剂水煎 3 次，将药液混合后，分 5 次口服，1 天半服 1 剂。

方二：六味地黄丸合生脉二至饮加味。生地黄15g，怀山药30g，枣皮12g，茯苓25g，泽泻30g，牡丹皮10g，女贞子15g，旱莲草12g，太子参25g，麦冬20g，五味子5g，生龙骨30g。3剂，每剂水煎3次，将药液混合后，分5次口服，1天半服1剂。

连服3月，余嘱同前。

按语：

（1）本案病例以"烦躁，失眠伴脱发2月余"为主诉，并有系统性红斑狼疮病史，归属中医"虚劳"范畴。孟如教授临证中抓住肝肾不足，阴血亏虚之基本病机，选用经方酸枣仁汤与二至丸配伍重组成新方，予滋补肝肾，养血安神，清热除烦法治之。《素问》："肝欲散，急食辛以散之，用辛补之，酸泻之。"而仲景说："夫肝之病，补用酸，助用焦苦。"此为辨证准确，处方用药精当，临床治疗故获良效。

（2）本病例虽经治疗主症除，兼症好转；但因多重原因致其阴精气血亏虚，日久难复，且该患者为青春期女性，阳热偏盛，阴血不足；另，阴精气血亏虚日久，所生内热亦易耗气伤阴，故虽经治疗病情好转，仍宜续予滋补肝肾，除烦安神，并加益气养阴之法调治，以期巩固并提高疗效，使病情进一步好转稳定。

案26

陆某，男，33岁，1997年5月28日初诊。

主诉：腰酸痛，头晕耳鸣1年。

现病史：患者因腰酸痛，头晕耳鸣1年来诊。患者于1992年4月因"发热，浮肿，腰痛，蛋白尿"在某医院住院治疗，经相关检查确诊为"系统性红斑狼疮，狼疮性肾炎"，给予激素及环磷酰胺冲击治疗后（具体不详），浮肿，腰痛消失，尿蛋白3年前转阴。1年前过劳后出现腰酸痛，头晕耳鸣，脱发，遇劳腰酸痛加重，服六味地黄丸症状时轻时重，1周前化验尿蛋白为(++)。

刻下症：腰酸痛，遇劳加重，膝软无力，头晕耳鸣，神疲易乏，脱发，双目干涩不适，烘热出汗，纳眠及二便正常，双下肢无浮肿，舌质红，舌苔薄白，脉细数。

西医诊断：①系统性红斑狼疮；②狼疮性肾炎。

中医诊断：腰痛（肝肾阴虚，气阴两虚证）。

治法：滋补肝肾，益气养阴。

处方：

方一：六味地黄丸合二至丸加味。生地黄 15g，怀山药 15g，枣皮 12g，茯苓 30g，泽泻 30g，牡丹皮 10g，女贞子 12g，旱莲草 12g，枸杞子 30g，生龙骨 30g，生牡蛎 30g。7 剂，每剂水煎 3 次，将药液混合后，分 5 次口服，1 天半服 1 剂。

方二：生脉散合二至丸加味。太子参 30g，麦冬 15g，五味子 10g，女贞子 12g，旱莲草 12g，生龙骨 30g，生牡蛎 30g，石决明 30g。7 剂，每剂水煎 3 次，将药液混合后，分 5 次口服，1 天半服 1 剂。

二诊（1997 年 6 月 12 日）：腰酸痛，膝软无力，双目干涩不适减轻。仍见：遇劳腰痛，头晕耳鸣，脱发，烘热出汗，尿蛋白（++），纳眠二便正常，舌质红少津，苔薄白，脉细数。

处方：

方一：六味地黄丸合二至丸加味。生地黄 15g，怀山药 15g，枣皮 12g，茯苓 30g，泽泻 30g，牡丹皮 10g，女贞子 12g，旱莲草 12g，桑寄生 30g。5 剂，每剂水煎 3 次，将药液混合后，分 5 次口服，1 天半服 1 剂。

方二：六味地黄丸加味。生地黄 15g，怀山药 15g，枣皮 12g，茯苓 30g，泽泻 30g，牡丹皮 10g，制首乌 15g，磁石 30g。5 剂，每剂水煎 3 次，将药液混合后，分 5 次口服，1 天半服 1 剂。连服 3 月。

三诊（1997 年 9 月 16 日）：腰酸痛明显减轻，头晕，烘热出汗消失。现偶感腰痛，时有耳鸣，脱发，口干，尿蛋白（+），纳眠可，二便调，舌质红少津，舌苔薄白，脉细数。

处方：

方一：六味地黄丸合二至丸加味。生地黄 15g，怀山药 15g，枣皮 12g，茯苓 30g，泽泻 30g，牡丹皮 10g，女贞子 12g，旱莲草 12g，麦冬 15g，五味子 10g，桑寄生 30g，磁石 30g。6 剂，每剂水煎 3 次，将药液混合后，分 5 次口服，1 天半服 1 剂。

方二：六味地黄丸合生脉散加味。生地黄 15g，怀山药 15g，枣皮 12g，茯苓 30g，泽泻 30g，牡丹皮 10g，苏条参 25g，麦冬 15g，五味子 10g，生龙骨 30g，生牡蛎 30g。6 剂，每剂水煎 3 次，将药液混合后，分 5 次口服，1 天半服 1 剂。

服药有效可原方继续再服 4 周。

按语：

（1）系统性红斑狼疮属于自身免疫性疾病，可导致多器官多系统损伤，临床表现复杂，病情迁延难愈。发病初期多表现为热毒炽盛，热毒之邪最易损伤肝肾之阴，同时又耗气伤阴，故患病日久多表现为肝肾阴虚，气阴两虚之证，本案患者已患病5年，辨属此证型，故采用六味地黄合二至丸滋补肝肾，生脉散益气养阴。

（2）本案患者以腰痛为主症，《杂病源流犀烛·腰脐病源流》曰："腰痛，精气虚而邪客病也……肾虚其本也，风、寒、湿、热、痰饮、气滞血瘀闪挫其标也，或从标，或从本，贵无失其宜而已"。腰为肾府，肾府失养而发为腰痛，在辨证时要注意兼有膝软无力，头晕耳鸣，神疲易累，脱发，双目干涩不适，烘热出汗等肝肾阴虚表现。

（3）本病迁延难愈，尤其狼疮性肾炎患者，即便临床症状消失，尿蛋白也难以在短时间内转阴，因此要强调"效不更方"，注意守方治疗。本案患者初诊时尿蛋白(++)，经滋补肝肾为主治疗3月余，临床症状基本消失，尿蛋白也降至(+)。

案27

周某，女，12岁，1997年4月14日初诊。

主诉：颜面皮肤红斑，双手指冻疮样皮损4个月，鼻衄2周。

现病史：患者于1996年12月因"颜面皮肤红，两耳红肿，双侧手足掌肿胀破溃，尿蛋白(++)"在某医院住院治疗，经相关检查确诊为系统性红斑狼疮，予激素治疗（具体不详）40天后，两耳红肿消除，手足破溃愈合，尿蛋白转阴出院，但颜面皮肤红斑及双手指冻疮样皮损未消，近2周频繁鼻衄。临床免疫学：ANA(+)1∶160（周边型）；抗Sm(+)；Ads-DNA(+)。

刻下症：颜面皮肤红斑，双手指冻疮样皮损，脱屑，鼻衄，血色鲜红，口渴欲饮，小便短赤，大便干，舌质红，苔薄黄，脉滑数。

西医诊断：系统性红斑狼疮。

中医诊断：血证（热毒炽盛证）。

治法：清热解毒，凉血散瘀。

处方：犀角地黄汤加味。水牛角（代犀角）50g，生地黄15g，赤芍15g，牡丹皮15g，白茅根15g，紫花地丁15g，蒲公英15g，连翘15g，青蒿15g，紫草15g，玄参15g。10剂，每剂水煎3次，将药液混合后，分5次口服，1天半服1剂。

二诊（1997年5月26日）：患者服上方至今，鼻衄止，双手指冻疮样皮损基本消除，颜面红斑减轻。说明经清热解毒，凉血散瘀治疗后，热毒已减，治疗有效。现症见：颜面少许红斑，色淡，烘热出汗，口干，纳眠及二便正常。此为热毒之邪损伤肝肾之阴，阴虚内热，治以滋补肝肾，养阴清热。

处方：知柏地黄丸合增液汤加味。知母12g，黄柏12g，生地黄15g，怀山药15g，枣皮12g，茯苓30g，泽泻30g，牡丹皮10g，麦冬12g，玄参12g。5剂，每剂水煎3次，将药液混合后，分5次口服，1天半服1剂。连服3月。

三诊（1997年8月20日）：患者服上方至今，颜面红斑，口干，烘热出汗消失。3天前因受凉出现咳嗽，痰多，鼻阻，咽痛，纳眠可，二便调，舌质红，舌苔薄白，脉滑。血常规：正常。尿常规：蛋白(−)。临床免疫检查：正常。经上述治疗患者主症已缓解，临床免疫学正常，治疗显效。现因风热犯肺，肺失清肃，热灼津液，故咳嗽，痰多，鼻阻，咽痛；舌质红，舌苔薄白，脉滑为风热犯肺之征。治以疏风清热，宣肺化痰。

处方：小柴胡汤合苇茎汤加味。柴胡12g，炒黄芩12g，法半夏12g，葛根5g，冬瓜仁30g，桃仁12g，薏苡仁30g，芦根25g，玄参12g，麦冬15g，白茅根25g。6剂，每剂水煎3次，将药液混合后，分5次口服，1天半服1剂。

按语：

（1）该患者属发病初期，表现为热毒炽盛，热毒之邪灼伤血络，血不循常道渗于肌肤，上溢于鼻窍，属中医“血证”，故采用清热解毒，凉血散瘀之犀角地黄汤加味治疗。《温病条辨》曰：“太阴温病，血从上溢者，犀角地黄汤合银翘散主之”，并释之曰：“以银翘散败温毒，以犀角地黄清血分之伏热”。

（2）该患者以颜面红斑为主症，病机为热毒之邪灼伤血络，血不循常道渗于肌肤。凡离经之血即为瘀血，故在清热凉血的同时还需活血散瘀，方中赤芍、牡丹皮、紫草均具有清热凉血和活血散瘀的双重功效，在此用之甚为恰当。

（3）用犀角地黄汤加味治疗1个月后，患者鼻衄止，颜面红斑减轻，说明热毒已清，因热毒之邪损伤肝肾之阴，故见烘热出汗、口干、舌尖红、少津、脉细等肝肾阴虚之征，故采用滋补肝肾，养阴清热之知柏地黄丸治疗。

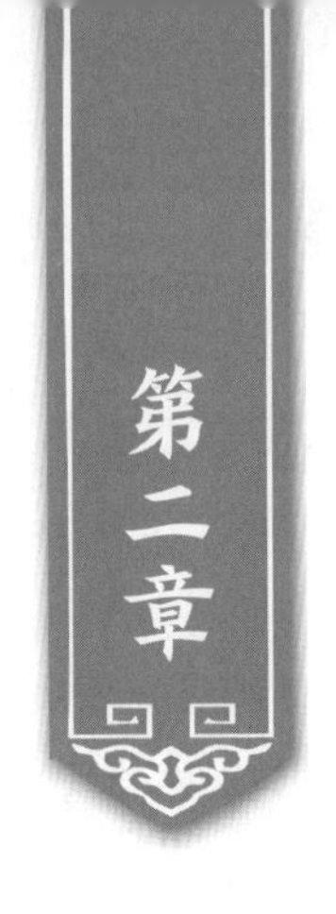

狼疮性肾炎

狼疮性肾炎(lupus nephritis，LN)是系统性红斑狼疮的肾脏损害。50%以上SLE患者有肾损害的临床表现，肾活检显示肾脏受累几乎为100%。肾衰竭是SLE患者死亡的常见原因。LN是我国最常见的继发性肾小球疾病和导致终末期肾病(ESRD)的重要原因之一。约20%的患者在明确诊断10年后进展为终末期肾病，为公共卫生带来了巨大负担。LN患者以育龄期女性为主，与女性患者相比，男性患者发病时年龄更小，病情更重，主要表现肾功能血清肌酐更高、尿检异常更明显。同样，男性患者的预后也更差，男性患者发生肾衰竭风险是女性的2.2倍，10年、20年的肾脏生存率为78.8%、40.4%，而女性为89.4%、76.2%。

一、发病机制

研究表明LN的发生是由多种因素共同作用导致的，其中包括遗传易感性、表观遗传监管和环境的相互作用。目前，研究者已经可以从基因组学、转录组学和蛋白质组学水平研究SLE和LN的相关变化。这些研究和发现可以从分子水平更深入地认识疾病，早期发现疾病的潜在治疗靶点，有利于患者的早期治疗。

中医学文献中并无狼疮性肾炎的病名记载，根据其临床表现如面部蝶疮、腰痛、水肿、关节痹痛等，可将其归为“蝴蝶疮”“温毒发斑”“腰痛”“水肿”“阴阳毒”“虚劳”等范畴。有医家认为，LN的发病以肾虚为本，瘀血内滞、热毒内蕴贯穿病程始终，“正气存内，邪不可干”，故禀赋不足、肾精亏虚是疾病发生的重要内因。风湿内扰也可能是LN的重要病因病机，肾精亏虚贯穿于整个病程，湿热、风湿、瘀血是诱发疾病活动加重疾病进展的因素，两者相互影响，使疾病反复发作，缠绵不愈。也有学说提出认为毒邪外侵，“毒”邪内伏于肾，特别是免疫复合物在肾脏的沉积更可认为是中医所说的“内伏之毒”，故本病的基本病机为“正气亏损，邪毒内伏”。

二、诊断要点

要点一：在确诊为 SLE 的基础上，有肾脏损害表现，如持续性蛋白尿 > 0.5g/d，或随机尿蛋白检查 > +++，或尿蛋白 / 肌酐比 > 500mg/g；或尿常规细胞管型（可为红细胞、血红蛋白、颗粒等），则可诊断为狼疮性肾炎。肾活检病理结果进一步确定 LN 的诊断。2003 年国际肾脏病学会和肾脏病理学会（ISN/RPS）根据病理病变从轻到重将 LN 分为六型：轻微病变性 LN、系膜增生性 LN、局灶性 LN、弥漫性 LN、膜性 LN、严重硬化性 LN。

要点二：目前 LN 的中医辨证分型标准尚未达成统一，中华中医药学会肾病分会制定的《狼疮性肾炎的诊断、辨证分型及疗效评定（试行方案）》将 LN 分为风湿内扰、热毒炽盛、肝肾阴虚、气阴两虚、脾肾气虚、脾肾阳虚 6 个本证，血瘀和湿热 2 个兼证。

1. 热毒炽盛证　主症：起病急骤，持续发热，甚者高热，面颊红斑，尿短赤。次症：口渴，烦躁，关节疼痛，神昏谵语。舌质红绛，苔黄略干，脉弦数或洪数。

2. 肝肾阴虚证　主症：腰膝酸软，头晕脱发，乏力口干，面部红斑色泽不鲜。次症：乏力，耳鸣目涩，关节肌肉隐痛。舌质红，少苔或苔剥脱，脉沉细数。

3. 气阴两虚证　主症：腰酸乏力，眩晕耳鸣，手足心热。次症：自汗或盗汗，心悸。舌质红，少苔或苔薄，脉数或细弱。

4. 脾肾气虚证　主症：乏力倦怠，腰膝酸软，颜面及下肢浮肿，重者全身浮肿，纳少腹胀。次症：面色不华，便溏尿少。舌淡有齿痕，苔白，脉沉细。

5. 脾肾阳虚证　主症：面浮肢肿，甚至全身浮肿，畏寒肢冷，神疲乏力，腰膝酸冷。次症：面色无华，便溏尿少，恶心呕吐。舌淡胖，苔白，脉沉细弱。

6. 风湿内扰证　主症：四肢关节疼痛，或肿胀，或痛无定处；周身皮疹时现；病情在原稳定的基础上突然加重。

兼证：

血瘀：①腰痛固定或呈刺痛；②尿血；③皮下紫斑或瘀点；④肌肤甲错，或肢体麻木；⑤面色黧黑或晦黯；⑥舌质青紫或舌有瘀点、瘀斑，脉细涩。2 项以上即可确定。

湿热：①口黏口苦；②尿少色赤；③大便不爽；④舌质红，苔黄腻，脉滑数。2项以上即可确定。

三、治疗

LN的现代医学治疗需要从诱导到维持连续的长期治疗。LN的基础治疗药物主要是激素和羟氯喹，激素的使用根据病理类型、激素治疗反应性及是否存在并发症选择。常用的免疫抑制剂有硫唑嘌呤、吗替麦考酚酯。免疫抑制剂的使用应根据肾脏病理类型及病变活动性来选择。

中医药治疗狼疮性肾炎遵循辨证论治的原则，主要分为热毒炽盛证、血瘀证、阴虚内热证、阴阳两虚证，治宜温阳化毒、活血散毒、化瘀祛毒、滋阴清热、调补阴阳等，方用犀角地黄汤、身痛逐瘀汤、二至丸合杞菊地黄汤、真武汤等治疗。另外，中成药雷公藤制剂、白芍总苷等中药制剂具有抗炎、抗肿瘤、双向免疫调节等作用，能够减少不良反应的发生，并改善患者的肾功能。中药治疗在缓解临床症状、延缓病情进展、改善患者生活质量等方面，疗效确切、作用明显。目前，在常规西药治疗基础上辨证采用中医药治疗LN，能有效控制患者病情，促使患者肾功能恢复。本病复发的机制可能是由于激素撤减过程中机体皮质醇水平较低及糖皮质激素受体减少所致，西药主要是通过减慢激素的撤减来防止疾病在激素撤减过程中的复发。中西医结合治疗LN能增效减毒，故临床中加强中西并重的治疗方案，能够在控制病情进展、提高患者生活质量方面提供更多的机会。

四、临证经验

孟如教授认为狼疮性肾炎属本虚标实之证，热毒为患是关键，真阴不足、阴虚火旺为基本病机，瘀血贯穿始终。狼疮性肾炎阴虚可因外感热毒伤阴导致，同时素体阴虚又易感邪热。虚热化火助长实火，实火伤阴化热加重虚热，二者相互呼应，戕害脏腑，损伤气血。孟如教授认为狼疮性肾炎热毒炽盛证、热毒夹瘀证、肝肾阴虚证、气阴两虚证多见，急性活动期常以热毒壅盛、热毒夹瘀为主，缓解期以阴虚或气阴两虚常见，血脉瘀阻伴随始终。常用方有犀角地黄汤合化斑汤、六味二至饮、黄芪生脉饮、防己黄芪汤合五皮饮等。

五、临证验案

案 1

李某，女，48 岁，2018 年 9 月 23 日初诊。

主诉：狼疮性肾炎 18 年。

现病史：患者自诉 2000 年 5 月无明显诱因出现双踝关节处皮肤红疹、双手酸胀痛，至某医院住院治疗，查尿蛋白（++），诊断为红斑狼疮性肾炎，予醋酸泼尼松每日 4 片治疗后无明显效果。1 个月后症状加重，于某医院就诊，行肾脏穿刺后，诊断为红斑狼疮性肾炎，予口服醋酸泼尼松、雷公藤多苷片，病情稍缓解后自行停药。发病期间，患者未规律复查，自行减停激素。2017 年 7 月至某医院就诊复查，尿蛋白（−），配合中药口服治疗，偶感肢体关节痛疼痛，精神较前好转。2018 年 7 月至保山市某医院复查，补体 C3 0.796↓（0.9～1.8）；抗核抗体（+），抗核抗体滴度 1∶320，抗核抗体核型：核颗粒型，ANA 定性（+）；ENA 抗体谱检测（−）；尿常规：尿蛋白（±），隐血（+），白细胞酯酶 64p/μl↑；甲功五项：促甲状腺激素 4.56μIU/L↑（0.027～4.2）；血生化：脂蛋白 a：423mg/L↑（0～300），总胆固醇 5.98mmol/L↑（2.8～5.2）。现口服醋酸泼尼松每日 1 片半，来氟米特每晚 1 片（10mg）间断服用，正清风痛宁片每次 1 片，每日 3 次（间断服用），阿尔法骨化醇每日 1 粒治疗，病情平稳。

刻下症：平素急躁易怒，口中黏腻，痰多，夜间为甚，偶有夜尿 1 次，舌淡苔薄白腻，边有齿印，脉细弦。

西医诊断：狼疮性肾炎。

中医诊断：狼疮肾（肝脾肾不足证）。

治法：滋补肝肾，健脾化湿、理气祛痰。

处方：

方一：二陈汤合柴胡疏肝散加减。法半夏 15g，陈皮 12g，茯苓 30g，柴胡 12g，白芍 15g，枳实 12g，香附 12g，川芎 12g，竹茹 3g，甘草 5g。3 剂，每剂水煎 3 次，将药液混合后，分 5 次口服，1 天半服 1 剂。

方二：麦味地黄丸加减。麦冬 15g，五味子 3g，生地黄 30g，怀山药 30g，枣皮 12g，茯苓 30g，泽泻 30g，牡丹皮 10g，大蓟 30g。3 剂，每剂水煎 3 次，将药液混合后，分 5 次口服，1 天半服 1 剂。

皮疹未复发，偶有急躁易怒。

按语：患者狼疮性肾炎日久，损伤脏腑气血阴阳，多表现为肝肾阴虚，肝阴不足，肝阳上亢。《临证指南医案》曰："女子以肝为先天。"患者女性脾气急躁，肝旺乘土，故致脾虚运化失常，痰湿内生，痰阻气郁化热出现痰热内蕴，故口中黏腻；舌淡苔薄白腻，边有齿印，脉细弦也提示脾虚，体内有痰饮。《素问》云："治病必求于本。"孟如教授就肝肾阴虚导致脾虚生湿的病机，运用二陈汤、柴胡疏肝散、麦味地黄丸等经方化裁，予滋补肝肾、健脾化湿法治之，辨证准确，临床常获良效。若患者伴有不思饮食、胸脘满闷、便溏等，应更二陈汤为香砂六君汤，健脾化湿和胃。患者病程日久，效不更方，应长期服用，若病症好转，可改为相应的中成药服用巩固疗效。

案2

王某，女，43岁，2018年9月21日初诊。

主诉：上肢关节疼痛反复发作8年，加重伴停经1年。

现病史：2012年4月出现上肢远端关节游走性疼痛，未引起重视；2012年11月出现双手指肿胀、麻木，活动不利，晨僵，就诊于某医院，查尿蛋白(+)，后诊断为结缔组织病，予泼尼松每日8片、青霉胺(用法不详)治疗后好转出院，后2个月内激素逐渐减量至每日2片时症状再发，并出现口腔溃疡，体重迅速下降，全身散在皮肤红斑，遂就诊于某医院，经皮损活检诊断为SLE，调整泼尼松为每日8片，症状缓解，后激素逐渐减量至每日3/4片。2016年底因劳累后双上肢远端皮肤出现红斑，泡沫尿，于某医院查尿蛋白(+++)，尿红细胞(++)，调整泼尼松为每日12片，后到北京某医院查24小时尿蛋白定量为(8.6g/24h)，肾穿活检诊断为SLE肾炎，加用环磷酰胺好转不明显(口服2个月自停，后出现闭经至今约1年)；间断复查24h尿蛋白定量为2.0g/24h左右。

刻下症：双上肢关节酸痛，双上肢皮肤红斑，焦虑，神疲乏力，双下肢沉重无力，午后加重，头晕，眠差，大便调，尿蛋白、红细胞间断阳性。舌淡苔薄黄，脉细。

西医诊断：狼疮性肾炎。

中医诊断：痹证(肝肾不足证)。

治法：调肝补肾，益气养血。

处方：

方一：当归四逆散加减。当归15g，杭芍30g，川芎12g，白术15g，泽泻

30g，茯苓 30g，柴胡 12g，枳壳 12g，太子参 30g，石菖蒲 12g，炙远志 12g。3 剂，每剂水煎 3 次，将药液混合后，分 5 次口服，1 天半服 1 剂。

方二：六味地黄汤加减。生地黄 30g，怀山药 30g，茯苓 30g，泽泻 30g，牡丹皮 10g，枣皮 12g，旱莲草 15g，白茅根 30g，大蓟 30g，丹参 18g。3 剂，每剂水煎 3 次，将药液混合后，分 5 次口服，1 天半服 1 剂。

方一 3 剂服完后服方二 3 剂，交替服完 3 次后复诊。电话随访，患者诉双上肢关节酸痛较服药前减轻，双上肢皮肤红斑减少，睡眠改善。

按语：患者以"上肢关节酸痛"为主症，当辨为痹证。《素问》曰："以冬遇此者为骨痹，以春遇此者为筋痹，以夏遇此者为脉痹，以至阴遇此者为肌痹，以秋遇此者为皮痹。"患者肝肾不足，素体亏虚，体内阳气不足以达四末，故手指发白、发麻、晨僵；女子以血为用，以肝为先天，同时天癸与肾密切相关，加上患者病程已久，致肝肾阴虚，则月事不规律。《医林改错》载："血受寒则凝结成块，血受热则煎熬成块。"患者全身散在红斑，闭经皆与血瘀有关，故治疗予调肝补肾、益气养血。方中杭芍、川芎、当归养血柔肝活血补血；白术、茯苓、泽泻健脾利湿；白茅根、大蓟凉血止血。同时，现代研究表明白茅根对于消除尿蛋白有较好作用。本病迁延难愈，即便临床症状消失，尿蛋白在短时间内也难以消除，应坚持长期吃药，定期复诊。

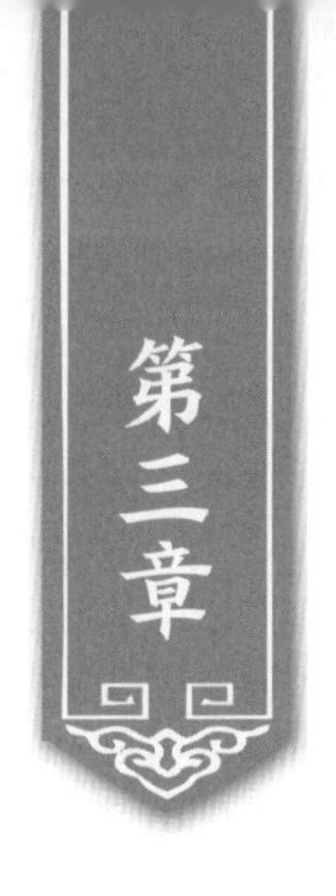

重症肌无力

重症肌无力（myasthenia gravis，MG）是乙酰胆碱受体抗体（AChR-Ab）介导的、细胞免疫依赖的和补体参与的神经 - 肌肉接头（NMJ）处传递障碍的自身免疫性疾病，病变主要累及 NMJ 突触后膜上乙酰胆碱受体（acetylcholinergic receptor，AChR）。本病应称为获得性自身免疫性重症肌无力，通常简称重症肌无力。临床特征是骨骼肌活动时容易疲劳，休息或用胆碱酯酶抑制药可以缓解。受累肌肉的分布因人因时而异，并非某一神经受损时出现的麻痹表现，以骨骼肌无力、晨轻暮重、症状有波动为主要临床特点的自身免疫性疾病。有研究发现，重症肌无力年发病率（3～28）/100 万，患病率为（54～350）/100 万。

一、发病机制

20 世纪 70 年代由于烟碱型乙酰胆碱受体（nAChR）能够从电鱼放电器得到提纯，以及同位素标记蛇毒 α- 神经毒素放射免疫分析的应用，发病机制的研究取得了突破性进展。国内外证实重症肌无力主要是横纹肌肌膜 nAChR 自体免疫性疾病。基本病理变化是突触后膜表面面积减少、nAChR 含量降低。除 AChR-Ab 外，近年还发现一些新的抗体如抗肌肉特异性酪氨酸激酶抗体（MUSK-Ab）、抗低密度脂蛋白受体相关蛋白 4 抗体（LRP4-Ab）也参与了部分重症肌无力的致病过程。胸腺免疫耐受异常在重症肌无力的发病机制中占重要地位。

根据疾病的临床表现的不同，如眼睑下垂、全身肌无力等描述，中医将重症肌无力归为“睑废”“痿证”“虚劳”“视歧”“大气下陷”等病范畴，后世亦有人称之为“上胞下垂”。病因大多与六淫邪气、先天、饮食、劳倦等因素有关。病机方面：先天禀赋不足，后天失调；或情志刺激，外邪所伤，或疾病失治、误治，或病后失养，导致脾胃气虚，渐而积虚成损；或脾肾亏虚、气血不足、肢体肌肉失养；或脾胃亏虚，玄府气液郁闭；或脏腑虚损，湿浊、瘀、毒内蕴所致。

二、诊断要点

重症肌无力的诊断主要以临床表现为依据，出现眼睑下垂或复视，晨轻暮重以及其他易受累骨骼肌如眼、四肢肌肉、咽喉部肌肉、呼吸肌等病变表现，活动后加重，休息后减轻以及容易波动等临床特点，结合辅助检查进行确诊。实验室检查有甲基硫酸新斯的明试验阳性，肌电图检查发现异常，相关血清抗体的检测（骨骼肌 AChR 抗体、抗横纹肌抗体等）阳性，胸腺影像学检查异常等。西医临床将重症肌无力分为成年型、儿童型和少年型，而成年型（Osserman 分型）又分为Ⅰ型眼肌型（15%～20%）、ⅡA 型轻度全身型（30%）、ⅡB 型中度全身型（25%）、Ⅲ型重度激进型（15%）、Ⅳ型迟发重型（10%）和Ⅴ型肌萎缩型（少数患者有肌无力伴肌萎缩）。

三、治疗

现代医学目前对于重症肌无力的治疗遵循个体化原则，根据患者的临床分类分型，包括严重程度、症状分布、病情进展程度、年龄、合并症等选择治疗方案，再依据患者对治疗的反应调整方案。包括胆碱酯酶抑制剂、免疫抑制药物（糖皮质激素、硫唑嘌呤、环孢素、他克莫司、环磷酰胺等）、静注免疫球蛋白、血浆置换和胸腺摘除手术等治疗。

《素问》提出了“治痿独取阳明”的基本原则。孟如教授认为，重症肌无力为脾肾亏虚、气血不足、肢体肌肉失养所致，治疗多从脾、肾、肝三脏进行辨证论治，以补脾益气为主，兼顾脾肾之阳。临床上常以 5 型辨证施治：

中气不足证：治以升阳健脾、补中益气，使用补中益气汤加味（重用参芪）。

气阴两伤证：治以养阴益气，使用黄芪生脉二至丸合四君子汤加味。

气血两虚证：治以益气养血，使用八珍汤合当归补血汤加味。

脾肾阳虚证：治以温补脾肾，使用右归丸合理中汤或桂附理中汤加味。

气虚血瘀证：治以活血通络、益气健脾，使用黄芪四君子汤合桃红四物汤加味。

5 种证型与西医对重症肌无力的分类（改良 Osserman 法）关系密切，中气不足证多见于重症肌无力Ⅰ型和ⅡA 型，气阴两虚证多见于重症肌无力

ⅡA 型和重症肌无力ⅡB 型，气血两虚证多见于重症肌无力久病者，脾肾两虚证多见于重症肌无力Ⅲ型，而肌无力危象多见于脾肾阳虚证。中成药有白芍总苷、雷公藤多苷片、强肌合剂、强肌健力口服液、重肌灵制剂等。

四、临证经验

孟如教授在治疗重症肌无力时常将其归为脾肾阳虚型为多，其中中气不足型常以补中益气汤加减补气升清，脾肾气阴两虚者则多予六味地黄汤合六君子汤，脾肾阳虚型多予四君子汤合右归丸为主。中医素有“正气内存，邪不可干”之说，孟如教授治疗重症肌无力时刻兼顾固本培元与祛邪。本书所介绍之病例多以上述验方为基础，配合现代医学治疗及生活习惯调养，结合饮食疗法，可达到更佳的治疗效果。

五、临证验案

案 1

姜某，女，54 岁，2018 年 5 月 24 日初诊。

主诉：手脚抽筋伴双下肢无力 3 年，再发加重 1 月。

现病史：患者 2015 年 3 月 13 日在某医院因双侧甲状腺恶性肿瘤行双侧甲状腺根治手术，病理报告示双侧甲状腺微小乳头状癌，右 V1 组淋巴结 0/5。2018 年 1 月 19 日行神经电生理检查示：低频连续电刺激平均波幅：双腋神经见递减现象；抗乙酰胆碱受体抗体测定值 = 0.776（参考值 < 0.625）偏高；胸腺 CT 未见增生及异常病变；明确诊断重症肌无力，于今年 1 月 23 日开始用西药治疗，每天服醋酸泼尼松片，从每天 3 片到每天 10 片（每片 5mg），目前减到每日 9 片。溴吡斯的明每次 1 片，每日 3 次。另服胃黏膜剂和钙剂。3 月 4 日患者到北京某医院就诊，检查肌电图（正常），骨密度，受体抗体检测等，抗乙酰胆碱受体抗体 2 测定值 = 1.93nmol/L（参考值 < 0.4）偏高。骨密度示重度骨质疏松。

刻下症：手脚痉挛，行走时无力，髋关节，腰腿部有明显承重感，体重下降 4～5kg，时感饥饿欲食，大便每日 2～3 次，舌淡红，有齿痕，脉弦滑，重取无力。

西医诊断：重症肌无力，中度全身型。

中医诊断：痿证（阴血不足，肝肾亏损证）。

治法：益气养阴，补肾壮骨。

处方：

方一：黄芪增液合四君子汤加减。黄芪 30g，党参 30g，白术 15g，茯苓 30g，炙甘草 5g，麦冬 18g，五味子 3g，玄参 15g，生地黄 15g。3 剂，每剂水煎 3 次，将药液混合后，分 5 次口服，1 天半服 1 剂。

方二：骨质增生丸合金刚丸加减。生地黄 15g，鸡血藤 30g，肉苁蓉 12g，鹿衔草 15g，莱菔子 12g，淫羊藿 15g，骨碎补 12g，萆薢 30g，杜仲 15g，菟丝子 12g，怀牛膝 18g。3 剂，每剂水煎 3 次，将药液混合后，分 5 次口服，1 天半服 1 剂。

服药多剂后，患者述手脚痉挛等症明显减轻。

按语：中医对"痿证"的认识，最早源于《黄帝内经》。《素问》将痿证分为皮、脉、筋、骨、肉五痿，在治疗上提出"治痿独取阳明"的基本原则。孟如教授用四君子汤以治痿。《医方集解》有言："此手足太阴、足阳明药也。人参甘温，大补元气为君。白术苦温，燥脾补气为臣。茯苓甘淡，渗湿泻热为佐。甘草甘平，和中益土为使也。气足脾运，饮食倍进，则余脏受荫，而色泽身强矣。再加陈皮以理气散逆，半夏以燥湿除痰，名曰六君，以其皆中和之品，故曰君子也。"

痿证的治疗应注意补虚扶正，肝主筋，肾主骨，此患者行走无力易抽筋，可知肝肾亏损，应用金刚丸等温阳药物补益肾气。痿证日久，可由气虚转为阳虚，多是脾胃中气不足进一步发展为脾肾两虚，患者时感饥饿，方一用玄参、麦冬、地黄等滋阴药物不仅可益气养阴，更是滋腻以碍胃，限制饮食，黄芪增液合四君子益气，又加五味子收敛大便，酸甘化阴。此患者长期服用激素会脱钙致骨质疏松，在用中药时不可盲目减量激素，待一个疗程结束，症状缓解后再逐渐减激素剂量，此疗程主要用于缓解激素副作用，若想达到好转，还需要优质蛋白的补充，如鸡蛋、牛奶等。李庚和教授通过临床教研设计观察重症肌无力患者用补中益气汤治疗效果相当优良，孟如教授亦加入补中益气水滴丸以增强药效同时增强整体药力。孟如教授两方齐用，益气养阴、补肾壮骨、脾肾双治以达到整体滋养之效。

案 2

田某，女，29 岁，2018 年 4 月 26 日初诊。

主诉：四肢近端无力 1 年半，左眼睑下垂 9 月余。

现病史：患者 2016 年孕期时突然出现上肢上举无力症状，休息后缓解。2017 年 3 月初出现眼花（复视），左眼眼睑下垂，经服用中药后缓解。后再次出现左眼睑下垂症状，伴有双下肢水肿，四肢乏力，服用千金鲤鱼汤，配合冷热交替敷眼，乏力症状缓解但眼睑不能完全抬起，症状反复。2017 年 6 月剖宫产前左眼睑完全下垂（位于 8—4 点位），产后左眼睑仅能抬起 1/4 至 1/3，伴吞咽困难、饮水呛咳，呼吸缓慢，同年 7 月至 10 月服用中药治疗（具体不详），症状稍有缓解。2017 年 10 月 15 日，到某医院痿病（重症肌无力）科住院，新斯的明试验（+），诊断为：重症肌无力（全身性）。

刻下症：四肢近端上抬时无力，上楼、梳头稍有困难，月经及月经前较明显，耐力不够，容易疲劳，左眼睑下垂，位于 10—2 点位，盗汗。

既往史：桥本氏甲状腺炎病史 5 年；曾行右侧子宫附件加大网膜切除术。

西医诊断：重症肌无力，轻度全身型。

中医诊断：痿病（气虚血瘀证）。

治法：健脾益气，活血化瘀。

处方：

方一：补阳还五汤加减。黄芪 120g，当归 6g，赤芍 5g，红花 3g，桃仁 3g，地龙 3g，川芎 3g。3 剂，每剂水煎 3 次，将药液混合后，分 5 次口服，1 天半服 1 剂。

方二：金刚丸合四君子汤加减。萆薢 30g，杜仲 15g，肉苁蓉 12g，菟丝子 15g，黄芪 60g，潞党参 30g，白术 15g，茯苓 30g，炙甘草 6g。3 剂，每剂水煎 3 次，将药液混合后，分 5 次口服，1 天半服 1 剂。

二诊（2018 年 6 月 15 日）：患者服药后四肢近端力量恢复良好，偶有乏力；双眼无力情况：下午和晚上自觉比早上缓解，偶尔可以完全到位，但维持时间不长，长时间走路、看电脑加重。眼睛基本在 11—12 点位，自汗盗汗，舌淡苔白，脉细。

处方：方一、二交替服用，服用时加中成药补中益气丸。另予方三补中益气汤加减。黄芪 60g，潞党参 30g，白术 15g，陈皮 12g，升麻 10g，柴胡 12g，当归 15g，炙甘草 5g，桃仁 12g，红花 10g。3 剂，每剂水煎 3 次，将药液混合后，分 5 次口服，1 天半服 1 剂。

三诊（2018 年 8 月 28 日）：患者服上方后四肢近端力量良好。眼睛：服用上述方一和方三时可以在 11—1 点位，方二稍微差一点，眼睛下午和晚上要好于早上，偶尔可以完全到位，维持时间比之前长，疲劳以后会稍加重病情。月经来潮后感觉眼睛在下午有明显好转，基本能维持在 11—1 点位上方。现症见自汗甚，睡眠改善，舌红苔薄白，脉细。患者病久，气血虚损症状存在，予调整处方及药物剂量如下：

处方：

方一：补阳还五汤加减。黄芪120g，当归12g，赤芍12g，红花10g，桃仁12g，地龙12g，川芎12g。3剂，每剂水煎3次，将药液混合后，分5次口服，1天半服1剂。

方二：八珍汤加减。当归15g，川芎12g，生地黄15g，杭芍15g，黄芪60g，潞党参30g，白术15g，茯苓30g，炙甘草6g，丹参30g。3剂，每剂水煎3次，将药液混合后，分5次口服，1天半服1剂。

方三：五味异功散加减。黄芪60g，潞党参30g，白术15g，陈皮12g，炙升麻12g，柴胡12g，当归15g，炙甘草5g，桃仁12g，红花10g，茯苓30g。3剂，每剂水煎3次，将药液混合后，分5次口服，1天半服1剂。

四诊（2018年12月28日）：患者服上述方剂后，眼睛：基本可以在11—1点位，下午和晚上要好于早上，偶尔可完全到位，维持时间比之前长，疲劳以后会稍加重病情。现自汗较前减轻，纳眠可，舌淡红苔薄白，脉细。继予益气活血之法调治。

处方：

方一：补阳还五汤加减。黄芪120g，当归12g，赤芍12g，红花10g，桃仁12g，地龙12g，川芎12g。3剂，每剂水煎3次，将药液混合后，分5次口服，1天半服1剂。

方二：八珍汤加减。当归15g，川芎12g，生地黄15g，杭芍15g，黄芪60g，潞党参30g，白术15g，茯苓30g，炙甘草6g，山茱萸30g。3剂，每剂水煎3次，将药液混合后，分5次口服，1天半服1剂。

方三：五味异功散加减。黄芪60g，潞党参30g，白术15g，陈皮12g，炙升麻12g，柴胡12g，当归15g，炙甘草5g，茯苓30g，丹参30g。3剂，每剂水煎3次，将药液混合后，分5次口服，1天半服1剂。

服完全部中药后，患者述双眼无力等症明显好转。

按语：重症肌无力主要是因为先天不足或后天失调，脾肾亏虚，气血不足，肢体肌肉失养而为病，临床以虚损为主要表现，归属中医“痿病”范畴。该病主要累及脾、肾两脏，以脾肾气虚多见，治疗在健脾补肾之外，益气法贯穿于各证型治疗中。张景岳认为此病：“元气败伤则精虚不能灌溉，血虚不能营养者，亦不少矣。若概从火论，则恐真阳衰败，及土衰水涸者有不能堪，故当酌寒热之浅深，审虚实之缓急，以施治疗，庶得治痿之全矣。”孟如教授使用五味异功散健脾益气以益气补中，理气健脾。方剂出自《小儿药证直诀》。本方在四君子汤的基础上加陈皮，意在行气化滞，醒脾助运，有补而不滞的优点。适合于脾虚气滞，稍服补药即感腹胀食少而“虚不受补”的人。

患者在孕期发病，胚胎发育耗损母体气血阴阳，脾肾气虚，患者以“肢体无力、眼睑下垂”为主要症状，是以脾气虚为重。《素问》云“治病独取阳明”，故治疗以补中益气、升阳健脾为主。

本案在补中益气法为主治疗的基础上，加之久病入络，辨证使用养血活血、化瘀通络等药物；四诊时方二去丹参加山茱萸，是为补气固脱，兼补肾；方三去桃仁、红花，加丹参，“一味丹参功同四物”；在激素减量的同时，加用一些滋肾补阳药以固先天之本，有利于巩固疗效，故得良效。

案3

肖某，男，37岁，2018年5月30日初诊。

主诉：乏力、眼睑下垂反复发作3年余。

现病史：2015年3月无明显诱因出现咀嚼无力，饮水呛咳，遂到某医院就诊，新斯的明试验(+)、CT示胸腺瘤，行胸腺瘤切除术，症状改善。出院后1个月出现上眼睑下垂，行走200～300米双下肢无力，无呛咳，后就诊于某医院予泼尼松每日2片，1周加2片，隔日服，最大剂量每日16片持续治疗4个月，以及常规护胃、补钙等治疗，症状有所改善，后逐减停服。2016年至今反复于某医院口服中药，症状控制尚可。

刻下症：神疲乏力，端水无力，易手抖，无眼睑下垂，偶有胸闷，手部、头部时感瘙痒，眠差，纳可，大便次数多、质稀，小便调。舌质红，苔薄黄，脉细，尺脉弱。

既往史：2015年行胸腺瘤切除术，有输血史，否认过敏史、家族史。

西医诊断：重症肌无力，轻度全身型。

中医诊断：痿证(气血亏虚证)。

治法：补气养血，益气健脾。

处方：

方一：口服中成药金刚丸，若脾胃不调加服参苓白术散，若气虚乏力加服补中益气丸。

方二：黄芪60g，生晒参15g，代茶饮。

方三：因患者手部、头部时感瘙痒，予外洗方外用：苦参30g，黄柏30g，白鲜皮30g，白芷15g，地肤子30g，川椒10g。2剂，煎水外洗，每日1次。

经上述治疗，患者述神疲乏力，双手无力，手抖等症明显好转。

按语：《临证指南医案》云："阳明脉络空乏，不司束筋骨以流利机关，肩痛肢麻头目如麻，行动痿弱无力。"治以外祛湿热，内补脾胃之法。孟如教授采用金刚丸配伍。金刚丸出自《素问病机气宜保命集》，其中萆薢、杜仲（炒去丝）、苁蓉（酒浸）、菟丝子（酒浸）各等分，有填精补肾，强筋壮骨之效，主治肝肾不足引起的筋骨痿软，四肢无力，步履艰难。方二中所用生晒参可补气生津，养阴止渴，清补气血，于此症较为适宜。对于重症肌无力需长期服药者，服用中成药或丸药较为方便，易于坚持，"丸者，缓也"，丸剂还可缓慢补益，对慢性病，需长期服药者可酌情选用。

案4

蓝某，女，37岁，1998年6月15日初诊。

主诉：反复构音障碍、吞咽困难6年余，再发3月。

现病史：患者1992年4月因出现构音不清，吞咽困难，舌不灵活，说话费力等症状而入住昆明某医院，经相关检查后确诊为重症肌无力（延髓肌型），予服泼尼松每日10片及溴吡斯的明（每次60mg，每日3次）等西药治疗3个月后病情好转出院，所服药物逐渐减量至1993年4月停药。1997年3月份因劳累后病情复发，再次住院服泼尼松及溴吡斯的明治疗好转后，药物逐渐减量至12月份停药。今年3月份病情再次复发，又服泼尼松及溴吡斯的明等药治疗，但症状缓解不显，遂求治于中医配合治疗。

刻下症：构音不清，言语含糊，说话费力，吞咽有阻挡感，进食、饮水发呛，时感耳闭耳闷，纳少，食后有腹胀，进食后多汗，无复视，眠安，二便正常，舌淡红和苔薄白，脉细滑。

西医诊断：重症肌无力，延髓肌型。

中医诊断：痿证（中气不足证）。

治法：补中益气，升阳健脾。

处方：补中益气汤合益气聪明汤加减。黄芪30g，太子参30g，白术15g，茯苓25g，当归15g，陈皮12g，柴胡12g，炙升麻12g，杭芍15g，蔓荆子12g，枳壳12g，川芎12g，葛根12g，防风12g，炙甘草3g。5剂，每剂水煎3次，将药液混合后，分5次口服，1天半服1剂。

连服1个月以上。并嘱注意休息，避免过度劳累；注意起居，避免受凉感冒；注意饮食，加强营养。

二诊(1998年7月21日)：服药后精神稍好，纳食增，吞咽阻塞感减轻，耳闭耳闷感明显减轻，汗出及腹胀除。现症见：久言后构音不清，言语含糊，说话费力，进食快时易呛，劳累后偶感耳闭，吞咽稍费力，睡眠可，二便正常。本月月经提前5日至，量少，10日未净。舌脉同前。此为脾胃运化功能有所恢复，脾气得补，中阳渐升，另有气虚不摄血，致月经提前，逾期不净，故予补中益气、升阳健脾、养血和血法。

处方：补中益气汤合八珍汤加味。黄芪30g，太子参30g，白术15g，茯苓25g，生地黄15g，川芎12g，当归15g，杭芍15g，柴胡12g，炙升麻12g，陈皮12g，炙甘草3g，淫羊藿15g。5剂，每剂水煎3次，将药液混合后，分5次口服，1天半服1剂。服药3个月以上；余嘱如前。

三诊(1998年11月2日)：服药后患者耳闭症除，言语较前清楚，进食，饮水发呛症减，精神尚好，听力正常。现轻微耳鸣，说话鼻音重，语言謇涩，时感神疲肢软，纳眠可，二便正常。已停服西药溴吡斯的明2周。舌红苔薄黄，脉细。此为脾胃运化摄纳功能进一步恢复，脾气渐复，中枢阳得升，然因脾气虚弱日久，一时难以恢复正常，气血生化之源不足，且病久脾虚及肾，肾气亦虚，故在原治则不变基础上，加用一些滋肾补阳，强壮之品以加强疗效。

处方：补中益气汤加味。黄芪30g，太子参30g，白术15g，茯苓25g，当归15g，陈皮12g，柴胡12g，炙升麻12g，炙黄精15g，灵芝25g，淫羊藿15g，炙甘草5g。5剂，每剂水煎3次，将药液混合后，分5次口服，1天半服1剂。服药半年以上，激素逐渐减量至停服；余嘱如前。

按语：本案以“补中益气，升阳健脾”法为主治疗，在效不更方的基础上，在西药逐渐减量或停药的同时，加一些滋肾补阳药以固本，加强和巩固治疗效果。患者感耳闷耳胀，予益气聪明汤以升阳开窍。《眼科正宗原机启微》提到“益气聪明汤治证上同。并治耳聋耳鸣。”连服数剂，效果甚佳。

案5

孙某，女，36岁，1997年12月8日初诊。

主诉：反复上睑下垂7年，加重3个月。

现病史：患者1990年底因上睑下垂、乏力就诊于某医院，入院后出现吞咽困难、饮水呛咳等症状，经相关检查确诊为重症肌无力（延髓肌型），予服抗胆碱酯酶药治疗后症状缓解出院。以后常因劳累，感冒及经期出现上睑下垂症状，加服中药后症状减轻，病情基本稳定，平常自服中成药（具体不详）调理，于1994年停服西药。自今年9月份以来因劳累后上睑下垂症状加重，复视，乏力肢软，无明显吞咽困难，构音正常。

刻下症：右上睑下垂，双眼视物昏花，看地面有凹凸不平感，乏力肢软，夜眠多梦，经期颈部皮肤起痒疹，经后痒疹消失，纳可，大便正常，小便黄，舌红苔薄白，脉细。

西医诊断：重症肌无力，延髓肌型。

中医诊断：痿证，上胞下垂（中气不足证）。

治法：补中益气，升阳健脾，兼疏散风热。

处方：

方一：补中益气汤加味。黄芪30g，太子参30g，白术15g，茯苓25g，陈皮12g，当归15g，柴胡12g，炙升麻12g，炙甘草5g，枸杞30g，菊花10g，桑叶15g。5剂，每剂水煎3次，将药液混合后，分5次口服，1天半服1剂。

方二：荆防败毒散合四君子汤加减。荆芥12g，防风12g，柴胡12g，前胡15g，川芎12g，枳壳12g，桔梗12g，北沙参25g，茯苓25g，白术15g，怀山药30g，甘草3g，连翘30g。5剂，每剂水煎3次，将药液混合后，分5次口服，1天半服1剂。嘱方一、二交替水煎服，连服2个月。并嘱注意休息，避免过度劳累；注意起居，避免受凉感冒；注意饮食，加强营养。

二诊（1998年1月26日）：服上二方药后，右上睑下垂症状好转，睁闭眼及视物基本正常，精神好转，经期颈部皮肤起痒疹症状消失。仅劳累后右上眼睑有重坠感，近感右眼白睛发红，流泪及干涩发痒，纳眠及二便正常。此为脾气虚弱日久难复，湿热内蕴，且风热未尽上犯气轮所致，宜在原来治则基础上兼加利湿清热。

处方：

方一：桑菊饮加减。桑叶15g，菊花10，羌活12，防风12g，柴胡12g，黄芩12，连翘25，白茅根15g，板蓝根15g，滑石18g（布包煎），甘草3g，车前子30g（布包煎）。

方二：原方一（补中益气汤加味）药物不变改为方二续服。煎服法同前，连服2个月，余嘱不变。

三诊(1998年3月24日):服上二方药后,右上睑下垂症状消失,睁闭眼基本正常,仅经期右眼睑轻微沉重感,双目流泪,发痒症除,目涩减,眼花,时腰痛及足跟痛,心烦易怒,夜寐易醒,纳可,大便干,小便利,舌尖红苔薄黄,脉细。此为脾虚日久,病久及肾,肾精亏虚所致,宜益气健脾,滋养肝肾调治。

处方:

方一:杞菊地黄丸合二至丸加味。枸杞15g,菊花10g,生地黄15g,枣皮12g,怀山药15g,茯苓25g,泽泻12g,牡丹皮10g,女贞子12g,旱莲草12g,麦冬12g,五味子6g。5剂,每剂水煎3次,将药液混合后,分5次口服,1天半服1剂。

方二:补中益气汤加味。黄芪15g,太子参30g,白术15g,茯苓25g,当归15g,柴胡15g,炙升麻12g,陈皮12g,郁金15g,枳实15g,夜交藤15g,甘草3g。5剂,每剂水煎3次,将药液混合后,分5次口服,1天半服1剂。

连服半年以上。随访10年余,病情未反复。

按语:本病属中医"痿证""上胞下垂"的范畴,"偏枯痿废诸症,责之胸中大气"。脾气主升,升具有托举、上升之意。脾胃之水谷之气,上输心肺而为胸中大气,脾胃损伤,脾气无以升清、托举,中气下陷,以致出现睑废、舌肌瘫痪等临床表现。

本案为中年女性患者,病程长,系因患者素体脾胃虚弱,气血不足,肌肉筋脉失濡,兼肝目失养所致。其病位在脾、肾,属虚证。中医辨证为中气不足证,治以补中益气,升阳到健脾之法,予补中益气汤为主加味治之获效,加以补益肝肾之杞菊地黄丸,可明目安神。

另外,患者兼有桥本氏甲状腺炎,甲减病史,身体免疫功能低下,卫外不固,易感风热之邪或湿热内蕴致主症加重,故需在以补中益气、升阳健脾之法治疗主症的基础上,随症加用荆防败毒散、桑菊饮、六一散等方药以疏风清热利湿,运用两方交替煎服法治疗,使主症的诱因得以及时祛除,主兼症均得以缓解,病情好转,效果明显。另因久病及肾,后期需注意兼予滋养肝肾之法,固护正气,以防病情反复。

案6

杨某,女,35岁,1997年10月27日初诊。

主诉:全身肌无力,构音障碍6年,加重1年余。

现病史：患者诉1991年10月始出现说话言语轻微含糊不清，半年后出现双下肢肌肉无力感，上下楼费力，平路行走亦感下肢无力；1993年底出现双上眼睑重坠下垂感，说话言语含糊不清较明显，饮水呛咳，吞咽不利，复视，每因感冒时症状加重；至1996年初因上述症状进一步加重，夜间因阵感呼吸困难而入住昆明某医院，经相关检查确诊为重症肌无力（全身型），曾予服抗胆碱酯酶药等治疗症状时有减轻，而病情不稳定，遂来求治于中医。化验血流变学异常。服溴吡斯的明每次1片，每日3次。

刻下症：全身肌无力明显，行走困难，构音不清，言语含糊，多言易疲劳，吞咽不利，饮水及进食呛咳，双上眼睑重坠下垂感，睁眼无力，复视，呼吸气短，大便溏，每日3～4次，唇黯红，舌黯淡，边有齿痕，苔薄白，脉细涩。

西医诊断：重症肌无力，中度全身型。

中医诊断：痿证（气虚血瘀阻络证）。

治法：益气健脾，活血通络。

处方：黄芪四君子汤合桃红四物汤加味。黄芪30g，太子参30g，怀山药30g，茯苓30g，桃仁12g，红花12g，生地黄15g，当归尾15g，赤芍15g，川芎12g，紫丹参15g，泽泻30g，生蒲黄15g，甘草3g。10剂，每剂水煎3次，将药液混合后，分5次口服，1天半服1剂。嘱卧床休息，避免劳累；注意饮食起居，避免受凉及腹泻；加强营养，调节情志，增强战胜疾病的信心。

二诊（1997年11月7日）：服药后自觉精神较前转佳，四肢肌肉较前有力，下蹲后能自己站起，吞咽不利减轻，进食，饮水呛咳及呼吸气短症减，说话较前有力。仍言语含糊不清，双上眼睑重坠下垂感，睁眼无力，大便溏，每日1～2次。唇舌脉同前。此为脾气得补，中阳渐升，气渐得充，血渐能运，然因脾虚气弱日久一时难复，气血生化不足，唇舌脉仍见气虚血瘀之象。故效不更方，仍维持原治则治之。

处方：黄芪四君子汤合桃红四物汤加味。黄芪30g，太子参30g，茯苓30g，桃仁12g，红花12g，生地黄15g，当归尾15g，赤芍15g，川芎12g，紫丹参15g，泽泻30g，生蒲黄15g，白术15g，桂枝15g，甘草3g。5剂，每剂水煎3次，将药液混合后，分5次口服，1天半服1剂。连服1个月。并嘱病人适当活动，避免劳累；避免受凉及腹泻；加强营养，调节情志，增强战胜疾病的信心。

三诊（1997年12月8日）：服药后自觉精神进一步好转，全身肌无力好转，能自行慢步行走，双眼睑重坠感明显减轻，睁闭眼自如，吞咽较前顺利，偶有饮水呛咳，时感胸闷，气短，纳眠可，二便正常。唇黯红，舌淡红苔薄黄，脉细，复查血液流变学正常。此为脾气渐复，气血渐充，血液得气能运，循环往复，病情好转。效不更方，仍维持原治则治之。

处方：黄芪四君子汤合桃红四物汤加味。黄芪 30g，太子参 30g，茯苓 30g，桃仁 12g，红花 12g，生地黄 15g，当归尾 15g，赤芍 15g，川芎 12g，紫丹参 15g，泽泻 30g，生蒲黄 15g，白术 15g，怀山药 30g，甘草 3g。5 剂，每剂水煎 3 次，将药液混合后，分 5 次口服，1 天半服 1 剂。连服半年以上，余嘱同前。

按语：《临证指南医案》论及"初病在经，久病入络，以经主气，络主血""初病在气，久必及血"，叶天士认为久病之后，"血伤入络"。

本案病例以全身肌无力，构音障碍 6 年，加重 1 年余为主诉，化验血流变学异常，根据中医"久病必瘀"的理论，本案属中医"痿证"之气虚血瘀阻络证，其基本病机为脾虚气弱，血瘀阻络，予益气活血通络法，拟方"黄芪四君子汤合桃红四物汤加味"治疗。血为气之母，气为血之帅，黄芪四君合桃红四物汤以补血行气，经治疗后主症改善，兼症减轻，复查血流变学已正常，病情好转，故获良效。本案患者虽治脾气渐复，气血渐充，血液得气能运，病情好转；但由于脾虚气弱日久难复，气血生化之源仍显不足，故仍须维持原治则，守方加减治疗半年以上，以固其效。

案 7

陈某，女，28 岁，1997 年 6 月 4 日初诊。

主诉：四肢疲乏无力 5 年，眼睑下垂 2 年，加重半年。

现病史：患者因四肢疲乏无力 5 年，眼睑下垂 2 年，加重半年来诊。患者 1992 年 5 月无明显诱因出现四肢无力，极易疲乏，未治疗。1995 年 3 月出现双侧眼睑沉重，睁大困难，症状晨轻午重，亦未确诊及治疗。1996 年 10 月病情加重，双眼睑下垂，在某医院经相关检查确诊为重症肌无力（轻度全身型），给予抗胆碱酯酶药治疗，病情稍有好转。

刻下症：双眼睑沉重感，左侧眼睑下垂，晨轻午重，四肢无力，极易疲乏，不能提重物及久行，多痰，多涎，足底疼痛，舌淡红，苔薄白，脉细。

西医诊断：重症肌无力，轻度全身型。

中医诊断：痿证，睑废（中气不足证）。

治法：补中益气，佐以补肾。

处方:

方一:补中益气汤加减。黄芪30g,太子参30g,白术15g,茯苓35g,当归15g,陈皮12g,柴胡12g,炙升麻12g,枳壳12g,杭芍15g,法半夏15g,炙甘草3g。6剂,每剂水煎3次,将药液混合后,分5次口服,1天半服1剂。

方二:六君子汤加减。太子参30g,白术15g,茯苓35g,陈皮12g,法半夏15g,黄芪30g,女贞子12g,淫羊藿15g,灵芝20g。6剂,每剂水煎3次,将药液混合后,分5次口服,1天半服1剂。服药有效可原方继续再服4周。

二诊(1997年7月14日):精神稍好,眼睑下垂明显减轻,仅在劳累时出现,痰减少,仍感神疲易累,汗多,经常流涎,时感足底痛,纳眠可,二便调,舌淡红,苔薄白,脉细。

处方:

方一:补中益气汤合玉屏风散加减。黄芪30g,太子参30g,白术15g,茯苓35g,当归15g,陈皮12g,柴胡12g,炙升麻12g,法半夏15g,防风12g,干姜10g,炙甘草5g。5剂,每剂水煎3次,将药液混合后,分5次口服,1天半服1剂。

方二:六君子汤合玉屏风散加减。黄芪50g,太子参30g,白术15g,茯苓35g,陈皮12g,法半夏15g,当归15g,防风12g,炙升麻12g,干姜10g,淫羊藿15g,炙甘草5g。5剂,每剂水煎3次,将药液混合后,分5次口服,1天半服1剂。服药有效原方继续再服8周。

三诊(1997年9月4日):眼睑下垂消失,四肢疲乏无力减轻,足底疼痛除。现仍多涎,多汗,纳眠可,二便调,舌淡红,苔薄白,脉细。

处方:

方一:补中益气汤合玉屏风散加减。黄芪30g,白术15g,防风12g,太子参30g,茯苓35g,当归15g,陈皮12g,柴胡12g,炙升麻12g,法半夏15g,淫羊藿15g,炙甘草3g。3剂,每剂水煎3次,将药液混合后,分5次口服,1天半服1剂。

方二:六君子汤合甘麦大枣汤加减。大枣30g,浮小麦50g,炙甘草10g,麦冬20g,太子参25g,黄芪30g,白术15g,茯苓25g,陈皮12g,法半夏15g,五味子10g。3剂,每剂水煎3次,将药液混合后,分5次口服,1天半服1剂。服药有效即可原方继续再服4周。

按语:本案重症肌无力患者以疲乏无力,眼睑下垂为主症,属中医痿证，睑废范畴。关于痿证，《灵枢》中有“脾气虚则四肢不用”，脾气亏损，气血生化乏源，肢体、肌肉、筋脉失养，导致周身乏力、四肢瘫软及肌肉萎缩。睑为肉轮，脾司眼睑之开阖，脾虚则清阳不升，眼睑托举无力，出现眼睑下垂。

脾为气机升降之枢纽，脾气主升，脾气虚可导致运化水谷精微的能力减弱，四肢充养不能，出现倦怠乏力、痿软无力的症状，脾气不足还会使肾脏之精更加耗损，造成机体元气不足。患者疾病由脾气虚弱，中气不足，气虚下陷所致，故治疗重在健脾益气升阳，以益气健脾的中药为主治疗，在二诊中益气药黄芪用量达50g。患者伴有足底疼痛属脾病及肾，肾脉失养，故在方中加入了补肾药淫羊藿，以脾肾同治。

患者平素痰多，是因为“脾为生痰之源，肺为贮痰之器”，故以六君子汤益气健脾，燥湿化痰，经治疗主症明显好转后。患者仍有多涎、多汗等脾肺气虚不固表现，治疗仍以健脾益气固本为主，脾之运化正常则痰自然可清；中气足则涎可摄，卫气固则汗可止。此为孟如教授审证求因，治病求本，采用“培土生金”法而获临床佳效之验案。

案8

何某，女，11岁，2008年11月7日初诊。

主诉：反复双上睑下垂4年，再发加重5天。

现病史：患儿母亲代诉2004年10月发现患儿双上眼睑下垂，于2005年7月到某医院检查确诊为重症肌无力（眼肌型），胸部CT扫描示胸腺增生，于当年8月在某医院行胸腺切除术，术后病情好转，又予服溴吡斯的明每次半片，每日3次，后双上眼睑下垂症状缓解；当年9月病情反复，CT复查胸腺无异常，随后加服中药补中益气汤等治疗，症状得以控制。间断服用以上中药调治到今年2月，期间病情未复发。5天前再次出现双上眼睑下垂，左眼尤甚，仍服溴吡斯的明每次半片，每日3次，遂要求配合中药治疗。

刻下症：双眼上睑下垂，左眼明显，睁眼乏力，复视，神疲易累，纳眠可，二便调，舌黯红苔薄白，脉弦滑。

西医诊断：重症肌无力，眼肌型。

中医诊断：上胞下垂（中气不足证）。

治法：益气升阳健脾，补血养血。

处方：补中益气汤加味。黄芪50g，潞党参15g，白术12g，茯苓15g，柴胡 12g，炙升麻 10g，当归 12g，怀山药 20g，炙黄精 15g，炙甘草 5g，大枣 30g，陈皮 10g。10 剂，每剂水煎 3 次，将药液混合后，分 5 次口服，1 天半服 1 剂。嘱注意起居，避免受凉感冒；注意饮食，加强营养；注意休息，避免过度劳累。

二诊（2008 年 12 月 12 日）：连续服用上方后，患儿双上眼睑下垂好转，睁眼乏力感消失；但仍有复视，二日来咽痛，咳嗽咳痰清稀色白，鼻塞，流清涕，时喷嚏，舌脉同前。患者气血仍虚，不能濡养肝目，加之表虚卫外不固兼外感风邪所致，宜予疏风解表，健脾养血，益气固表为治。

处方：

方一：参苏饮加减。太子参 25g，苏叶 12g，葛根 30g，法半夏 15g，陈皮 12g，茯苓 30g，桔梗 12g，荆芥 12g，防风 12g，怀山药 30g，甘草 3g。5 剂，每剂水煎 3 次，将药液混合后，分 5 次口服，1 天半服 1 剂。

方二：当归补血汤合八珍汤加味。黄芪 50g，潞党参 20g，白术 15g，茯苓 15g，生地黄 12g，当归 12g，杭芍 12g，川芎 12g，炙甘草 5g，炙黄精 15g，大枣 30g，怀山药 15g。10 剂，每剂水煎 3 次，将药液混合后，分 5 次口服，1 天半服 1 剂。

方三：玉屏风合生脉四君汤加味。黄芪 50g，白术 15g，防风 12g，潞党参 30g，麦冬 15g，五味子 10g，茯苓 30g，当归 15g，木香 10g，炙黄精 20g，怀山药 20g，炙甘草 5g。10 剂，每剂水煎 3 次，将药液混合后，分 5 次口服，1 天半服 1 剂。嘱患者先煎服一方 3 剂，待感冒愈后，交替服方二、方三。

三诊（2009 年 10 月 29 日）：患儿服药后感冒愈，诸症缓解。今年 1 月下旬开始，患儿双上眼睑下垂，复视症状完全消失，无重坠感，睁闭眼自如，视物正常，即自行停服溴吡斯的明，只是一直交替服一诊，二诊中药方，至今已服 60 余剂，上症无反复或加重。近 1 个月来反复外感流清涕，时喷嚏，咽干痛，时咳有痰易咯出，精神尚好，纳眠可，二便调，舌红苔薄白，脉滑。此为主症缓解，另有表寒里热证，宜予疏风解表，清热化痰治之。

处方：

方一：荆防败毒散加减。荆芥 12g，防风 12g，柴胡 12g，前胡 15g，川芎 12，桔梗 12g，枳壳 12g，茯苓 20g，广百部 12g，葛根 15，甘草 3g。3 剂，每剂水煎 3 次，将药液混合后，分 5 次口服，1 天半服 1 剂。

方二：小柴胡汤合苇茎汤加减。柴胡 12g，黄芩 12g，法半夏 12g，南沙参 20g，冬瓜仁 15g，薏苡仁 15g，桃仁 12g，芦根 20g，鱼腥草 15g，板蓝根

15g，甘草3g。3剂，每剂水煎3次，将药液混合后，分5次口服，1天半服1剂。

按语：《灵枢·经别》言："足阳明之正，上至髀，入于腹里，属胃，散之脾……"足阳明胃为五脏六腑气血之海，有濡养宗筋的作用，而宗筋有束骨，利关节之功。人体的骨骼、关节、筋脉均有赖于阳明胃化生的气血才得以濡养，从而运动自如。足阳明经属胃与足太阴脾经互为表里。《灵枢·经脉》言："是主血所生病者。"故张介宾注："中焦受谷，变化而赤为血，故阳明为多气多血之经，主血所生病者。"

本案系少儿患病，虽年仅11岁，但患重症肌无力病史已4年，且反复发作，易患感冒。本病归属中医"上胞下垂"，以中气不足，气血亏虚，卫外不固为基本病机。孟如教授临证中抓住其基本病机，初诊时以益气升阳，健脾养血法为治；继续予以益气固表，健脾养血，疏风解表法治之。随症灵活运用经验方补中益气汤加味、八珍汤、玉屏风合生脉四君汤、参苏饮加减等方药，患儿坚持服药治疗10月余，主症完全消失，病情缓解，而获显效。

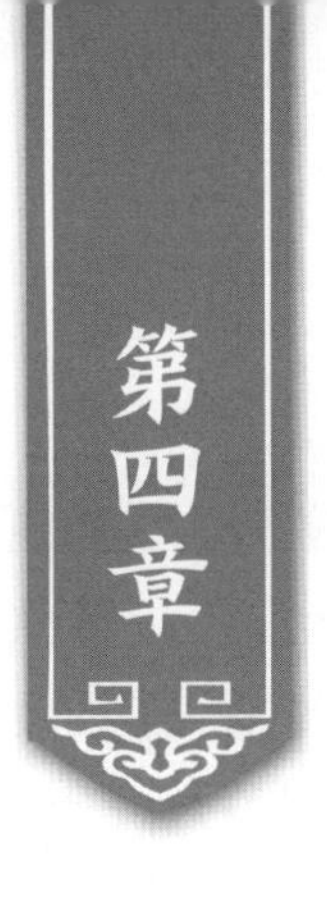

贝赫切特综合征

贝赫切特综合征(Behcet syndrome，BS)，称白塞综合征)，又称口、眼、生殖器三联征，是一种慢性全身性血管炎症性疾病。以细小血管炎为病理基础，以口腔溃疡、外阴溃疡、眼炎及皮肤损害为主，并可累及全身各系统的慢性全身性疾病。该病仅少数患者可治愈，多数患者需要长期药物治疗维持症状缓解。贝赫切特综合征属于一种全身性免疫系统疾病，本病由Behcet于1937年首先报道，多见于地中海、中东、中国及日本等地区。本病好发于25～35岁青壮年，男性患者略多于女性患者。

一、发病机制

目前该病发病原因尚不完全清楚，可能与遗传、感染、生活环境有关。多数人认为贝赫切特综合征是一种多基因遗传病，遗传因素是发病的重要内源性因素，并在外源性因素(如结核感染)的诱发下，有遗传背景的个体易发生免疫紊乱，进而导致本病。

贝赫切特综合征在中医学中，名“狐惑病”，属寒疡、阴疮等范畴。《诸病源候论》谓:“夫狐惑二病者……此皆由湿毒气所为也。”该病基本病机为湿热郁蒸，化腐为虫，虫毒腐蚀咽喉、二阴所致。现代医家经过大量的临床实践，对狐惑病的病因病机有了更加深入的认识和了解。有医家认为贝赫切特综合征的病因为外感湿热、情志不畅、饮食不节、嗜辛辣刺激等导致脏腑功能失调，滋生湿热毒邪，留着于肌窍、关节而发病。基本病机为热毒、湿热、血瘀、体虚，其中热毒是发病的关键。也有医家认为贝赫切特综合征以“脾失健运，肝经湿热瘀毒”为病因病机，治疗上拟以清热利湿，化瘀解毒为主，扶助正气贯穿始终为基本治则。肝、脾二脏与此病关系密切，亦涉及肾、心、肺诸脏腑，病因病机为五脏相因，湿毒为患，治疗上主张以甘草泻心汤为主方，灵活加减，内外兼治，阴阳相济，使病情缓解趋向痊愈。

二、诊断要点

贝赫切特综合征的诊断根据患者的临床表现、相关检查等。症状表现为：复发性口腔溃疡、生殖器溃疡；视物模糊、视力减退；腹痛、腹泻和血便；头痛、行为改变及脑实质病变区域相应的功能障碍；眼肌麻痹、颅神经病变、小脑或锥体功能障碍等体征或症状；膝、踝和腕关节等关节炎症；少数患者有附睾炎、输卵管炎、精索静脉曲张和肾脏损害。实验室检查：活动期可有血沉加快，C-反应蛋白升高，部分患者冷球蛋白阳性，HLA-B5阳性率较高。针刺反应试验特异性较高且与疾病活动性相关，阳性率60%～78%。急性期磁共振成像的检查敏感性高达96.5%。

三、治疗

现代医学治疗主要目的是为控制现有症状、防止重要脏器损害、减缓疾病进程，具体情况视患者的病情轻重、受累范围而定，做出有针对性的治疗。多数患者需要进行长期间歇性治疗。西药以糖皮质激素、秋水仙碱、吲哚美辛、硫唑嘌呤、环孢素、英夫利昔单抗、依那西普等药物治疗。若患者出现血管壁膨出、过薄，有破裂风险，甚至可影响心脏功能或出现严重血管狭窄者，建议进行手术治疗。

中医药治疗狐惑病，《金匮要略》中除了使用甘草泻心汤作为主方以外，还选用了赤小豆当归散、苦参汤以及雄黄等内服或外用药协同增强疗效。有医家将贝赫切特综合征分为脾虚湿滞证、阴虚内热证、湿热蕴结证、气滞血瘀证4型，分别采用健脾益气祛湿解毒之补中益气汤，滋补肝肾养阴清热之知柏地黄汤，清热利湿泻火解毒之龙胆泻肝汤，活血化瘀解毒疗疮之桃红四物汤加减内服，并联合三黄汤剂外用治疗贝赫切特综合征。有医家将狐惑病定位于肝、脾、肾三脏，以脏腑寒热虚实辨证为思路进行遣药组方，将狐惑病分为3型：湿热中阻证，治以清热利湿，行气止痛，方以清中汤加减；肝肾阴虚证，治以滋养肝肾，理气疏肝，清心泻火，方以逍遥散、六味地黄丸、三才封髓丹合导赤散加减；脾虚湿蕴证，治以补虚和中，清热消痞，方用甘草泻心汤加减。

四、临证经验

孟如教授根据多年临床经验，将本病的治法归纳为解毒散瘀、清热利湿。认为本病由外至里，由浅及深病变的病机主要为禀赋不足、外感湿热毒或脏腑功能失常。湿热内生，日久蕴结成毒，而后化为瘀浊，缠绵不去，久之入络，湿热毒瘀损害脉络，循经上攻眼、口、咽，下注二阴而致蚀烂疡溃。故孟如教授在用药上多以活血化瘀，清热解毒利湿为主，加以扶助正气，补益肝肾，经系统治疗后均取得良好效果，可供参考。

五、临证验案

案 1

陈某，女，43 岁，2018 年 8 月 24 日就诊。

主诉： 反复口腔溃疡 4 月。

现病史： 患者自诉既往曾因白塞综合征求诊孟老，口服中药后症状缓解改善，4 月来无明显诱因出现口腔溃疡反复发作，发作时口腔疼痛，严重时可伴有发热，偶有左下腹隐痛。

刻下症： 面赤，目赤，咽干，不思饮食，微烦，无咳嗽、咳痰，精神差，纳眠尚可，二便正常。舌黯红，苔薄黄，脉数。

西医诊断： 白塞综合征。

中医诊断： 狐惑病（热毒瘀结证）。

治法： 清热解毒，化瘀散结。

处方：

方一：桑菊饮加味。桑叶 12g，菊花 10g，连翘 30g，薄荷 12g，桔梗 12g，芦根 30g，蒲公英 30g，千里光 30g，重楼 15g，生甘草 3g。3 剂，每剂水煎 3 次，将药液混合后，分 5 次口服，1 天半服 1 剂。

方二：会厌逐瘀汤加味。桃仁 12g，红花 10g，桔梗 12g，生地黄 15g，当归 12g，玄参 15g，柴胡 12g，枳壳 12g，赤芍 15g，生甘草 3g，麦冬 18g，地龙 12g。3 剂，每剂水煎 3 次，将药液混合后，分 5 次口服，1 天半服 1 剂。

电话随访，未再发热，口腔溃疡发作次数减少，疼痛减轻。

按语：《金匮要略》："狐惑之为病，状如伤寒，默默欲眠，目不得闭，卧起不安。蚀于喉为惑，蚀于阴为狐。不欲饮食，恶闻食臭，其面目乍赤、乍黑、乍白，蚀于上部则声喝……蚀于下部则咽干。"此例患者夏季发病，外感热邪，火热上炎，日久不散，邪气蕴蓄不解为毒，热毒淫于上，蒸灼气血而成瘀浊，于是风化所腐，故用桑菊饮加味以疏散上焦风热、清热解毒。针对口腔溃疡伴发热属实证者急性期疼痛者效果佳。观之患病已有 4 个月，病程较长，体内瘀浊日久损耗人体正气，气阴有所耗伤。方选会厌逐瘀汤加味养阴清热；久病入络，配伍活血行血，化瘀通络药物。两方合用，是辨病辨证相结合，标本同治的体现。

案2

段某，男，55岁，2018年4月27日初诊。

主诉：反复口腔黏膜溃疡疼痛20余年，加重半年。

现病史：患者20年前无明显诱因反复出现口腔溃疡，牙龈、舌面、舌根部、两颊黏膜多发，疼痛明显，自行服用清热药物后可缓解，但反复发作，与进食无明显关系。2014年在各大医院均确诊为“白塞综合征”。2016年至某医院风湿科经会诊后口服“泼尼松”治疗，自觉收效甚微后自行停药。后一直服用中药治疗（具体不详），自觉病情稳定。发病至今一直门诊治疗，服用过半年雷公藤片、沙利度胺、白芍总苷、胸腺肽等西药治疗，症状缓解不明显，后未再服用西药。目前一直服用朱丹溪上中下通用痛风丸原方，效果欠佳。望其神志清楚，神疲乏力，面色稍白。

刻下症：反复口腔溃疡、关节游走性疼痛，双下肢无力，病情反复时烦躁明显，口腔溃疡严重时伴有尿道口小溃疡，排小便时疼痛明显，近半年指甲容易脆断，饮食尚可，睡眠较差，多梦，二便调。舌紫黯，苔薄黄，脉弦滑。

西医诊断：白塞综合征。

中医诊断：狐惑病（湿热内盛证）。

治法：清利湿热。

处方：

方一：朱丹溪上中下通用痛风丸加减。天南星10g，苍术12g，黄柏12g，防己12g，羌活12g，威灵仙30g，白芷12g，桃仁12g，红花10g，白芍30g，甘草3g，蜂房5g。3剂，每剂水煎3次，将药液混合后，分5次口服，1天半服1剂。

方二：三仁汤加减。黄芩15g，薏苡仁30g，杏仁12g，青蒿30g，蜂房15g，滑石18g，厚朴12g，通草10g，甘草3g，淡竹叶12g，苍术15g，黄柏15g。3剂，每剂水煎3次，将药液混合后，分5次口服，1天半服1剂。

二诊（2018年5月11日）：服上方后患者下肢关节疼痛、口腔溃疡减轻，但上肢肩关节及远端关节游走性疼痛改善不明显，手指肿胀，掌心及手指间有红点状疮，小腿前外侧瘙痒、乏力，腰酸，下肢无力，手指指甲断裂，纳眠可，二便调。舌暗，苔薄白，右手关脉沉滑，左手三部弦滑有力。湿热稍退，仍有肝脾不调。继续给予宣畅气机、祛风除湿、清热化痰、活血行瘀、通络止痛，加丹栀逍遥丸调和肝脾；予荆防败毒散以加强宣畅气机，清扫体内风、寒、湿邪；九味羌活汤止痹痛，兼清里热。调整方药如下：

处方：

方一：朱丹溪上中下通用痛风丸加减。天南星 10g，苍术 12g，黄柏 12g，防己 12g，羌活 12g，威灵仙 30g，白芷 12g，桃仁 12g，红花 10g，白芍 30g，甘草 3g，蜂房 5g。3 剂，每剂水煎 3 次，将药液混合后，分 5 次口服，1 天半服 1 剂。

方二：荆防败毒散加减。荆芥 12g，防风 12g，柴胡 12g，前胡 15g，川芎 12g，枳壳 12g，桔梗 12g，羌活 12g，独活 12g，连翘 30g，甘草 5g。3 剂，每剂水煎 3 次，将药液混合后，分 5 次口服，1 天半服 1 剂。

方三：九味羌活汤加减。生地黄 15g，黄芩 12g，羌活 12g，细辛 3g（后下），防风 12g，苍术 12g，白芷 15g，川芎 12g，炒黄柏 12g，桃仁 12，甘草 3g。3 剂，每剂水煎 3 次，将药液混合后，分 5 次口服，1 天半服 1 剂。

三诊（2018 年 6 月 21 日）：服上方后患者下肢关节疼痛、口腔溃疡减轻不明显，上肢肩关节及远端关节时有游走性疼痛，手指肿胀，掌心及手指间有红点状疮，小腿前外侧瘙痒、乏力，腰酸，下肢无力，手指指甲断裂，纳眠可，二便调。舌暗，苔薄白，右手关脉沉滑，左手三部弦滑有力。调整方药如下：

处方：

方一：知柏地黄丸加减。当归 12g，生地黄 12g，熟地黄 12g，炒黄芩 12g，炒黄柏 12g，云黄连 12g，黄芪 24g，木通 15g，竹叶 12g，生甘草 3g。3 剂，每剂水煎 3 次，将药液混合后，分 5 次口服，1 天半服 1 剂。

方二：补阳还五汤加减。秦艽 12g，桃仁 12g，防风 12g，香附 12g，红花 12g，当归 12g，川芎 12g，怀牛膝 12g，没药 12g，五灵脂 12g，地龙 12g。3 剂，每剂水煎 3 次，将药液混合后，分 5 次口服，1 天半服 1 剂。

方三：三仁汤加减。木防己 15g，杏仁 15g，滑石 15g，薏苡仁 15g，连翘 10g，炒栀子 10g，法半夏 10g，赤小豆 10g，蚕砂 10g，姜黄 12g，海桐皮 10g。3 剂，每剂水煎 3 次，将药液混合后，分 5 次口服，1 天半服 1 剂。

服药后口腔溃疡、关节游走性疼痛较前减轻，尿道口小溃疡消失，排小便偶有疼痛。

按语：白塞综合征属中医“狐惑病”范畴。本病的主要病机是湿热毒瘀蕴结，循经络上犯口、眼、咽喉，下注于前后二阴，浸淫于肌肉皮肤，痹阻关节经络。

《金匮要略》：“病者脉数无热，微烦，默默但欲卧，汗出，初得之三四日，目赤如鸠眼；七八日，目四眥黑。”患者以初诊时诉反复口腔溃疡、关节游走性疼痛，双下肢无力为主症，结合舌脉象，多为湿热毒邪蕴结，或蕴于脏腑，或循经络上攻下注，则口腔溃疡，流注经络骨节，则见关节疼痛，治以宣畅气机、祛风除湿、清热化痰、活血行瘀、通络止痛。二诊时湿热稍退，浸于肌肤则见掌心及手指间有红点状疮，小腿前外侧瘙痒，仍有肝脾不调，继续给予宣畅气机、祛风除湿、清热化痰、活血行瘀、通络止痛，加丹栀逍遥丸调和肝脾；予荆防败毒散加强宣畅气机，清扫体内风、寒、湿邪；九味羌活汤止痹痛，兼清里热。三诊时肝肾阴虚，毒瘀互结，形成虚实夹杂证，表现为关节疼痛、口腔溃疡、掌心及手指间有红点状疮，小腿前外侧瘙痒、乏力、腰酸，病变缠绵难愈，溃疡久不愈合，应以扶正气与祛邪相结合为主，久病致气阴两伤，心火上炎。“舌为心之苗”，心火上炎致口舌生疮，故该患者反复口腔溃疡，方以当归六黄汤滋阴泻火；久病入络，络脉瘀阻，故以身痛逐瘀汤活血化瘀，通络止痛；湿热毒邪缠绵，日久不愈，故以宣痹汤清化湿热，宣痹通络。嘱患者保持口腔黏膜、皮肤、生殖器及肛周清洁，避免感染等并发症的发生。

案3

李某，女，40岁，2018年9月14日初诊。

主诉：反复口腔、外阴溃疡5年余。

现病史：患者自诉2013年6月无明显诱因出现口腔溃疡，外阴溃疡，遂于某县中医院就诊，行皮肤针刺试验(+)，诊断为“白塞综合征”。后就诊于某医院，检查未见明显异常，诊断为“白塞综合征”，予口服泼尼松每日6片，白芍总苷(用量不详)等药物治疗，症状缓解，溃疡减轻。2014年自行停服泼尼松，至某中医院皮肤科就诊，间断口服中药至今。

刻下症：口腔、外阴溃疡反复发作，外阴散在溃疡，针尖大小，顶部有脓，易流涎，时有心悸、头晕、烦躁，疲乏无力，纳尚可，稍食热性食物易发口腔溃疡，冷、热性食物均不能食，眠差，醒后难以入睡，经期连续数个周期提前2～3天，月经量少，经前后腹痛、头痛，二便调。口唇偏红、稍干，舌红、边有齿印，苔少，脉细数。

西医诊断：白塞综合征。

中医诊断：狐惑病（气阴两伤，心火上炎证）。

治法：益气养阴，导热下行。

处方：

方一：三才封髓丹合导赤散加减。天冬15g，生地黄15g，苏条参30g，砂仁5g（另包后下），炒黄柏12g，木通12g，甘草梢5g，竹叶12g，蜂房15g，合欢皮15g。3剂，每剂水煎3次，将药液混合后，分5次口服，1天半服1剂。

方二：知柏地黄汤去“三泻”合三才封髓丹加减。知母10g，炒黄柏12g，枣皮12g，生地黄15g，怀山药30g，天冬15g，苏条参30g，砂仁5g（另包后下），蜂房15g，紫花地丁30g，酸枣仁30g。3剂，每剂水煎3次，将药液混合后，分5次口服，1天半服1剂。

方三：益肝散加减。钩藤30g（另包后下），白术15g，白芍30g，茯苓30g，柴胡12g，当归15g，甘草3g，益母草30g，牡丹皮10g，焦栀子10g。3剂，每剂水煎3次，将药液混合后，分5次口服，1天半服1剂。

方一与方二交替服用，方三按周期服用，下次月经来潮时提前2～3天服药，连续服药3个周期，不必每天服。

电话随诊，口腔、外阴溃疡较前减少，口腔溃疡发生次数减少。

按语：本例患者久病致气阴两伤，心火上炎，“舌为心之苗”，心火上炎致口舌生疮，故该患者反复口腔溃疡；热扰心神，则眠差、烦躁；热迫血妄行，“离经之血便为瘀”，故经期提前，月经量少，经前、经后腹痛、头痛，舌脉象亦为气阴两伤、心火上炎之象，故治以益气养阴、导热下行，方予三才封髓丹、导赤散、知柏地黄汤、益肝散加减，“三才”（天冬、生地黄、人参）益气养阴，但人参偏于温燥，故易人参为凉润的苏条参；“火性炎上”，宜引热下行，予导赤散引热下行、清泻心火，使心火从小便而去，给邪出路；酌加砂仁护胃安中，蜂房疏散风热，合欢皮活血安眠。益肝散（逍遥散去薄荷加钩藤），针对患者经期提前之症，月事调，亦有助于狐惑病症状的缓解。

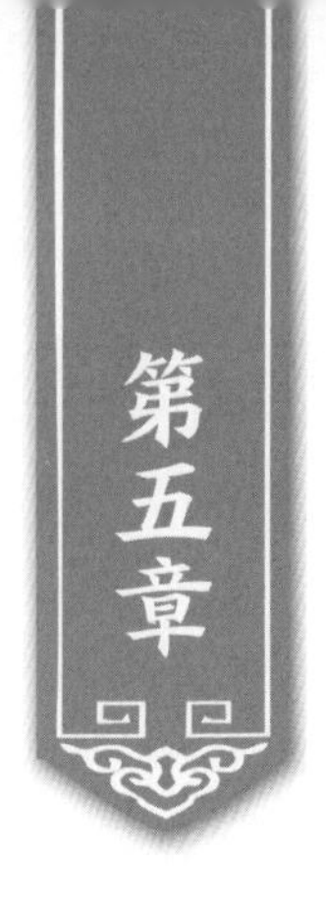

类风湿关节炎

类风湿关节炎(rheumatoid arthritis，RA)是常见的以关节慢性炎症性病变为主要表现的全身性自身免疫性疾病，主要侵犯外周关节，此外，肺、心、神经系统、血液、眼等其他器官或组织亦可受累。主要病理变化为滑膜细胞增生，炎症细胞浸润，血管翳形成并侵蚀入软骨及骨组织，滑膜持续炎症导致关节结构的破坏、畸形和功能丧失。RA 是以关节破坏为主要特征的疾病，该病发病人群几乎覆盖任何年龄，但主要的发病人群在 30～50 岁之间，女性发病比例较高。

一、发病机制

类风湿关节炎的病因和发病机制极为复杂，至今尚未完全阐明。不同类型 RA 其病因不尽相同，即使在同一类型中也存在病因异质性。遗传、激素、环境等因素也影响着类风湿关节炎的发病。本病好发于感染病毒者、性激素异常者、吸烟人群、直系亲属有类风湿关节炎病史者等人群。认为免疫紊乱可能是 RA 的主要发病机制，活化的 T 细胞和抗原提呈细胞浸润关节滑膜导致关节病变。活化的 B 细胞产生类风湿因子(RF)等自身抗体，也参与 RA 滑膜炎的发生发展。

类风湿关节炎在中医学中属于“痹证”范畴，导致该病出现的病因有很多。目前中医认为，患者多因体内有湿、热、寒、风、瘀等因素故引发该病，而且在不同阶段会出现不同的表现。痰、瘀等病理因素痹阻经络是导致类风湿关节炎的主要发病机制，虚、实、寒、热在患者体内错综复杂，虚指的是肝肾气血不足，免疫力低下；实指的是风寒湿邪进入人体，久而久之会产生痰瘀。

二、诊断要点

诊断 RA 主要依靠临床表现、实验室和影像学检查。RA 主要表现为对称性、持续性的关节肿胀和疼痛，常伴有晨僵。受累关节以近端指间关节、掌指关节，腕、肘和足趾关节最为多见；同时颈椎、颞颌关节、胸锁和肩关节也可受累。中晚期的患者可出现手指的天鹅颈和纽扣花样畸形甚至关节强直和掌指关节半脱位，表现为掌指关节向尺侧偏斜。可并发肺部疾病、心血管疾病、恶性肿瘤及抑郁症等。实验室检查中 RA 患者可有轻度至中度贫血，红细胞沉降率（ESR）增快、C 反应蛋白（CRP）和血清 IgG、IgM、IgA 升高，多数患者血清中可出现 RF、抗环瓜氨酸肽（CCP）抗体、抗修饰型瓜氨酸化波形蛋白抗体、抗 P68 抗体、抗瓜氨酸纤维蛋白原抗体、抗角蛋白抗体和抗核周因子等多种自身抗体。RF、ESR 及 CRP 水平在 RA 诊断中虽特异度较低，但对于 RA 的早诊早治和病情评估等都有重要意义。ESR、抗 CCP 抗体、RF 和 CRP 联合检测能够提高 RA 患者的早期诊断率，进而早期对疾病进行干预，防止骨质进行性破坏。

三、辨证分型

根据 2018 年中华中医药学会风湿病分会拟定的《类风湿关节炎病证结合诊疗指南》，将 RA 辨证分为以下几个证型：

风湿痹阻证：关节疼痛，肿胀，游走不定，恶风，或汗出，头痛，肢体沉重，舌质淡红苔薄白，脉滑或浮。

寒湿痹阻证：关节冷痛，触之不温，皮色不红，疼痛遇寒加重，得热痛减，关节拘急，屈伸不利，肢冷，或畏寒喜暖，口淡不渴，舌体胖大，舌质淡，苔白或腻，脉弦或紧。

湿热痹阻证：关节肿热疼痛，关节触之热感或自觉热感，关节局部皮色发红，发热，心烦，口渴或渴不欲饮，小便黄，舌质红，苔黄腻或黄厚，脉弦滑或滑数。

痰瘀痹阻证：关节肿痛日久不消，关节局部肤色晦黯，或有皮下结节，关节肌肉刺痛，关节僵硬变形，面色黯黧，唇黯，舌质紫黯或有瘀斑，苔腻，脉沉细涩。

瘀血阻络证：关节刺痛，疼痛部位固定不移，疼痛夜甚，肢体麻木，关节局部色黯，肌肤甲错或干燥无泽，舌质紫黯，有瘀斑或瘀点，苔薄白，脉沉细涩。

气血两虚证：关节酸痛或隐痛，伴倦怠乏力，面色不华，心悸气短，头晕，爪甲色淡，食少纳差，舌质淡，苔薄，脉细弱或沉细无力。

肝肾不足证：关节疼痛，肿大或僵硬变形，腰膝酸软或腰背疼痛，足跟痛，眩晕耳鸣，潮热盗汗，尿频，夜尿多，舌质红，苔白或少苔，脉细数。

气血两虚证：关节肿大伴气短乏力，肌肉酸痛，口干眼涩，自汗或盗汗，手足心热，形体瘦弱，肌肤无泽，虚烦多梦，舌质红或有裂纹，苔少或无苔，脉沉细无力或细数无力。

四、治疗

类风湿关节炎的现代医学治疗包括药物治疗、外科治疗、心理康复治疗等。最常用的RA治疗药物有非甾体抗炎药物，还有一类改善病情抗风湿药，如氨甲蝶呤、柳氮磺吡啶、硫唑嘌呤、来氟米特、抗疟药（羟氯喹、氯喹）、青霉胺、金诺芬、环孢素、环磷酰胺和生物制剂类、糖皮质激素、植物药制剂（雷公藤多苷、白芍总苷、青藤碱）等。

常规的手术有滑膜切除术、人工关节置换术、关节融合术以及软组织修复术。

类风湿关节炎的中医药治疗应辨证论治。痹证可分为风湿痹阻证、寒湿痹阻证、湿热痹阻证、痰瘀痹阻证、瘀血阻络证、气血两虚证、肝肾不足证、气阴两虚证。风湿痹阻证用羌活胜湿汤、蠲痹汤、大秦艽汤治疗；寒湿痹阻证用乌头汤、桂枝芍药知母汤加减、麻辛附子汤；湿热痹阻证用宣痹汤、当归拈痛汤、二妙散治疗；痰瘀痹阻证用双合汤治疗；瘀血阻络证用身痛逐瘀汤治疗；气血两虚证用黄芪桂枝五物汤、十全大补汤、归脾汤治疗；肝肾不足证用独活寄生汤、虎潜丸、三痹汤治疗；气阴两虚证用四神煎等治疗。常用的单味药有雷公藤、白芍和毛青藤等。中药内服也可以联合针灸治疗。

五、临证经验

孟如教授治疗RA的用药范围较广，常用高频用药如苍术、当归、川芎、甘草、防风、羌活、牛膝、姜黄、薏苡仁、忍冬藤、赤芍、黄柏等，其多具有祛风散寒、清热除湿、通经活血、益气养血、强筋补肾等效。借此说明孟如教授治疗RA的用药具有一定方向性，对中药的选择相对固定，而且重点突出。对于RA一病，孟如教授认为其基本病机为本虚而标实，具体当以肝肾不足、气血亏虚为本，风寒湿热痰瘀等致病因素为标。在疾病进展过程中，当脏腑的正气不足成为主要矛盾时总体呈现为虚证，在治疗上遵循“虚则补之”。而凡是邪留之处，便是所虚之处，肝肾外合筋骨，故在RA

的中医治疗上孟如教授比较注重肝肾。在病变过程中，以病邪为主时治疗上遵循“实则泻之”。临床上常见本虚标实并存，孟如教授治疗主张标本兼治：以滋补肝肾、益气养血为本，祛风除湿清热，或清热利湿化瘀等为标。孟如教授治疗 RA 分为风寒湿痹、风湿热痹、寒热错杂、痰瘀痹阻、肝肾两虚五型。其中寒热错杂证常用桂芍知母汤或九味羌活汤加减辨证治疗；痰瘀痹阻证常用双合汤加减辨证治疗；肝肾亏虚证常用四妙丸合骨质增生丸加减辨证治疗；风寒湿痹常用蠲痹汤或麻黄细辛附子汤加减辨证治疗；风湿热痹常用四妙丸合白虎桂枝汤加减辨证治疗。

六、临证验案

案 1

包某，女，31 岁，2018 年 5 月 31 日初诊。

主诉：四肢远端关节疼痛不适 6 年余、髋关节疼痛、跛行 2 年余。

现病史：2012 年无明显诱因出现右手食指肿痛，到某医院就诊，按类风湿关节炎诊治，予来氟米特，氨甲蝶呤及补钙、护胃治疗后好转；2015 年因备孕停用来氟米特、氨甲蝶呤，后予泼尼松每次 1 片，每日 2 次，合并补钙治疗效果不佳，出现双手指关节肿痛，晨僵明显；2016 年分娩后经检查诊断为右股骨头坏死，跛行，停泼尼松，恢复口服来氟米特、氨甲蝶呤，并行生物制剂 6 个月治疗后远端关节疼痛缓解，但髋关节疼痛无改善。2017 年底出现肩关节及以下关节、髋关节疼痛加重，遂就诊于某医院，加用柳氮磺吡啶，远端关节疼痛减轻，髋关节相关症状改善不明显。2018 年 4 月复诊于某医院，继续口服前药。

刻下症：四肢远端关节不适，右髋关节疼痛，跛行，行走不利，乏力，感右上肢僵硬，怒后手抖，消瘦，时有恶心，盗汗，腰酸，记忆力下降，易怒，干咳，寐中流涎，纳差，眠可，大便稀量多，小便正常，月经量少，有血块。舌红苔黄腻，脉细弦。

既往史：类风湿关节炎 6 年，右侧股骨头坏死 2 年，否认过敏史、家族史。

西医诊断：类风湿关节炎。

中医诊断：痹证（气阴两虚证）。

治法：益气养阴。

处方：

方一：黄芪生脉四君子汤加减。黄芪 30g，太子参 30g，麦冬 15g，五味子 3g，白术 15g，茯苓 30g，枳实 12g，浮小麦 30g，威灵仙 15g。7 剂，每剂水煎 3 次，将药液混合后，分 5 次口服，1 天半服 1 剂。

方二：芍药甘草汤加减。黄芪 30g，太子参 30g，麦冬 15g，五味子 3g，萆薢 30g，杜仲 15g，菟丝子 12g，怀牛膝 18g，桑寄生 30g，芍药 30g，炙甘草 5g。7 剂，每剂水煎 3 次，将药液混合后，分 5 次口服，1 天半服 1 剂。

电话随访，四肢关节不适及右髋关节疼痛较前缓解，右上肢仍有僵硬感，饮食改善。

按语：患者以关节疼痛为主症，当属中医学“痹证”范畴，诊断明确。《素问·痹论篇》云：“风寒湿三气杂至合而为痹也。”患者以疼痛为主，疾病日久，损伤脏腑气血，脾主肌肉四肢，脾虚气血生化乏源，肝主藏血，主筋脉，血不荣筋，故关节失养。肾主一身阴阳，久病必伤及肾之气阴。治疗当注重脾、肝、肾三脏，既补阴分，使肌肉得充，又兼顾培补肝肾，扶正固本。黄芪为补气之要药，故两方皆以黄芪为主药；两方均含生脉散，可见“益气补阴”当贯穿疾病治疗始终。

案 2

钱某，女，51 岁，2018 年 9 月 15 日初诊。

主诉：双膝关节疼痛 5 年，再发加重伴双手关节肿痛 1 月余。

现病史：患者因双膝关节疼痛 5 年，再发加重伴双手关节肿痛 3 个月余于 2018 年 3 月 12 日在某中医院风湿免疫科住院治疗。入院后完善相关检查，明确诊断为：类风湿关节炎、骨质疏松、双膝关节退行性改变。入院后予以抗炎镇痛，补钙，保护胃黏膜等对症支持治疗。配合中医内外治法，治疗后患者病情较前好转。出院后坚持服药：来氟米特每日 1 片（10mg）；雷公藤片每次 1 片，每日 2 次；碳酸钙每日 1 片。

刻下症：双手指关节变形，遇冷后手指疼痛、僵硬，自觉视物模糊，口干口苦，口渴欲饮，踝关节疼痛，面色萎黄，舌胖，边有齿痕，脉沉。

西医诊断：类风湿关节炎。

中医诊断：尪痹（风寒湿痹证）。

治法：补气益血，散寒除湿。

处方：

方一：蠲痹汤加减。黄芪 30g，羌活 12g，防风 12g，鸡血藤 30g，薏苡仁 30g，伸筋草 12g，桑枝 30g，当归尾 15g，姜黄 15g，赤芍 15g，甘草 3g。5

剂，每剂水煎3次，将药液混合后，分5次口服，1天半服1剂。

方二：独活寄生汤合八珍汤加减。独活12g，桑寄生30g，秦艽30g，牛膝18g，川芎12g，防风12g，细辛3g，杜仲15g，茯苓30g，肉桂12g，党参30g，甘草3g，当归15g，芍药30g，干地黄15g。5剂，每剂水煎3次，将药液混合后，分5次口服，1天半服1剂。

嘱上述2方交替服用，配合补中益气丸、十全大补丸交替服用。

服药各6剂后，患者手指疼痛、僵硬稍有减轻，口干口苦消失。

按语：《类证治裁》言："诸痹，风寒湿三气杂合，而犯其经络之阴也。"可知风、寒、湿三病邪为痹证之总因，《医学心悟》之蠲痹汤总以祛风除湿，蠲痹止痛，大剂量黄芪以补气行血，方一攻补兼施，扶正祛邪，驱散上部邪气，从气血方面论治；而方二益气健脾养血，祛风散寒补肾，从肝肾方面论治，两方同用，标本兼施。针对患者口干欲饮症状，孟如教授建议患者平素多食用番茄、山药、豆芽等清热滋阴食品，配合韭菜补肾，红、白萝卜理气，通体俱调，面面俱到，叮嘱患者保暖以巩固疗效，防止反复发作。

案3

赵某，女，47岁，2018年5月31日初诊。

主诉：晨起四肢远端关节疼痛、活动不利反复2年余。

现病史：患者自诉2016年初到兰州游玩无明显诱因出现手指关节肿痛，继而延及足趾肿痛，无法穿鞋，遂回昆明某医院就诊，行相关检查示：类风湿因子26.5U/L，C反应蛋白6.10mg/L异常，于某医院行风湿类风湿分型检查未见异常，抗环瓜氨酸抗体107.2u/ml，予口服正清风痛宁缓释片、白芍总苷治疗后改善不明显；后自行购买"风湿灵"以及不知名"药粉"间断口服后症状缓解明显。于2017年11月复查：类风湿因子49.5U/L。

刻下症：晨起时手指关节疼痛，足趾疼痛，遇冷加重，经活动后缓解，余无明显特殊。纳眠可，大便不畅，小便调。舌淡红脉弦细。

西医诊断：类风湿关节炎。

中医诊断：痹证（风寒湿痹证）。

治法：温经通络、益气活血。

处方：

方一：蠲痹汤加减。威灵仙15g，桑寄生30g，怀牛膝18g，羌活12g，防风12g，当归尾15g，姜黄15g，黄芪15g，杭白芍30g，甘草3g。3剂，每剂水煎3次，将药液混合后，分5次口服，1天半服1剂。

方二：当归四逆汤合补阳还五汤加减。黄芪30g，桃仁12g，红花12g，地龙12g，当归尾15g，赤芍15g，川芎15g，甘草3g，桂枝15g，细辛3g，通草10g。3剂，每剂水煎3次，将药液混合后，分5次口服，1天半服1剂。

患者服药后晨起时手指关节疼痛减轻，余无明显特殊。

按语：患者为中年女性，以关节疼痛为主症，当辨为中医"痹证-尪痹（风寒湿痹）"范畴。患者因劳逸不当，正气受损，卫外不固，风寒湿邪乘虚侵袭机体，痹阻经络关节，气血运行不畅，不通则痛，发为痹证，故见晨起时手指关节疼痛，足趾疼痛，遇冷加重，经活动后缓解。外因多为六淫之邪侵袭肢节经络，导致气血瘀滞，进而产生关节疼痛、肿胀、屈伸不利。隋代《诸病源候论》指出"亦有血气虚，受风邪而得之者"。本病病位在经络关节，病性为本虚标实，治法以祛风散寒，通络止痛。方用蠲痹汤加减，方中黄芪益气固表，并能利血通痹；防风祛风除湿，解痉止痛；羌活祛风散寒，除湿止痛；桑寄生补肾强腰，祛风通络；威灵仙祛风湿，除痹痛；当归、白芍活血通络止痛，怀牛膝补益肝肾，强筋健骨，通经络；甘草调和诸药。诸药合用，共奏温经散寒、祛风除湿、活络止痛之功。风寒湿邪经久不去，势必伤及肝肾阴阳气血，气血不能通达肢末，遇冷加重，脉弦细。弦主寒凝、疼痛及肝经病变，细主阴血不足，风寒湿邪阻滞经络，不通则痛，冬天病情加重，方选当归四逆汤益气活血、温经通络；补阳还五汤补气活血通络。

案4

王某，男，68岁，2008年11月6日初诊。

主诉：全身关节疼痛1年余。

现病史：患者因全身关节疼痛1年余在某医院诊断为类风湿关节炎，给予抗炎对症治疗，疼痛有所缓解，半年前兼见活动后喘促，气短，胸片检查示肺间质纤维化。

刻下症：全身大小关节对称性疼痛，膝关节痛甚，活动后喘促，气短，口眼干燥，纳眠可，二便正常。口唇干红，舌质红，边有齿痕，舌苔黄腻，脉滑。

西医诊断：类风湿关节炎。

中医诊断：痹证（湿热阻络，气阴两伤证）。

治法：清热利湿，疏风通络，益气养阴。

处方：二妙散、蠲痹汤合生脉散加减。炒黄柏12g，苍术15g，当归

15g，赤芍 12g，羌活 12g，防风 12g，姜黄 15g，太子参 25g，麦冬 15g，五味子 10g，葶苈子 10g，瓜蒌皮 10g，甘草 3g。5 剂，每剂水煎 3 次，将药液混合后，分 5 次口服，1 天半服 1 剂。连服 1 月。

二诊（2008 年 12 月 5 日）：服药后喘促、气短明显减轻，全身关节疼痛稍减。现症见：双手指关节、双膝关节胀痛，神疲易乏，口干、纳眠及二便正常。因湿热阻络、气阴两伤之证未完全消除，故诸症减而未愈。仍治以清热利湿，疏风通络，益气养阴之法，予原方去葶苈子、瓜蒌皮，加秦艽再服 1 个月而诸症皆减。

按语：

（1）本病的形成是在气血不足，卫外不固的情况下，风寒湿邪乘虚而入，阻于经络关节而发病。叶天士指出："初为气结在经，久则血伤入络""百日久恙，血络必伤"。从而提出了"久病入络"理论，强调医者在临床治疗痹病中要"讲究络病治法"；同时提出了"邪入经隧，虽汗不解，贵乎宣通"的治疗大法。

（2）该患者同时兼见喘促、气短，是由于邪气犯肺，肺气上逆所致，并因湿热之邪耗气伤阴，兼见气短，口眼干燥等气阴两伤表现，故治疗以二妙散清热利湿，蠲痹汤疏风通络，生脉散益气养阴，并加入葶苈子、瓜蒌皮开胸利膈，泻肺平喘。

（3）患者二诊时喘促，气短已明显减轻，以关节疼痛为主，故去葶苈子、瓜蒌皮，加秦艽加强祛风除湿之力。

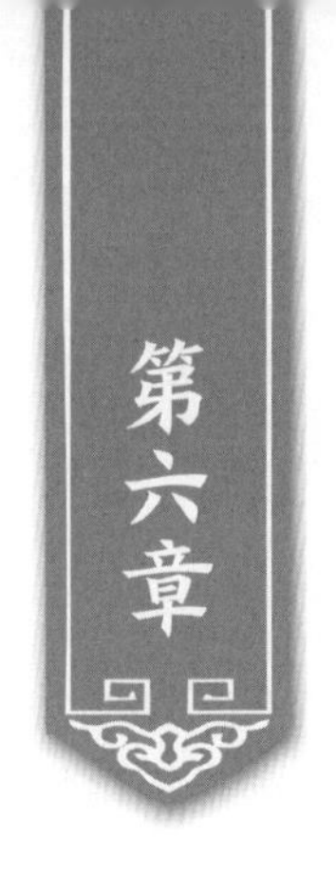

硬皮病

硬皮病是一种特发性系统性自身免疫性疾病，其特征是皮肤和内脏的纤维化、炎症和血管病变。硬皮病涉及皮肤、肌肉骨骼系统和多个内脏器官。硬皮病也是一种多器官参与的慢性炎症性结缔组织疾病，可分为局限性硬皮病、斑块状硬皮病、线状硬皮病、系统性硬皮病。局限性硬皮病其病变主要累及皮肤，一般无内脏受累，依据皮损可分为点滴型、斑块状、线状和泛发性硬斑病，其中点滴型和泛发性硬斑病少见。一般无自觉症状，偶有感觉功能减退。斑块状硬皮病又称硬斑病，好发于成人，躯干部多见，但亦可发生于身体各处。线状硬皮病好发于少儿，条状皮损常沿单侧肢体或肋间神经呈线状分布。系统性硬皮病又称系统性硬化症，好发于中青年女性，病变不仅侵犯皮肤，同时可累及内脏多器官系统，故病情常较重。临床上分为肢端型、弥漫型两型。硬皮病多发生在20～50岁的中青年，女性发病率约为男性的三倍，一般人群发病率较低，发病概率仅为0.026%。此疾病也是结缔组织病中病死率最高的疾病之一。

一、发病机制

硬皮病是器官非特异性自身免疫病，以皮肤或内脏组织的进行性纤维化为主要临床特点。其现代医学发病机制尚未明确，一般认为与遗传易感性和环境等多因素有关，目前认为是免疫系统功能失调，激活、分泌多种细胞因子，产生多种自身抗体等引起血管内皮细胞损伤和活化，刺激成纤维细胞合成过多的胶原，导致血管壁和组织纤维化。长期接触矽尘、氯乙烯、反复照射X线等也可能造成硬皮病。反复的慢性感染也有可能会参与硬皮病的发展过程。

在中医学中，并没有完全与之对应的病名，但是根据临床及病理表现，中医认为其属于“痹证”之“皮痹”“肌痹”范畴。中医对硬皮病的认识由来已久，古代医家对硬皮病的病因病机持有不同的意见，通过归纳总结硬皮病的发病因素，此病多由于素体虚弱，营卫不固，腠理疏松，受风寒湿邪侵袭肌表，气血虚弱无以运化阻于脉络，故身痛、肢肿、皮硬等。或肾阳虚亏，寒湿从而内生，致使经脉气血运行不畅，脏腑温煦失调，久之则津液失布、肌肤失荣，故发此病。中医病因病机主要是因营卫不和，风寒湿邪或热毒乘虚凝结皮肤，阻滞经络，内舍于脏腑。外邪侵袭是皮痹的主要病因，而以风寒湿邪为主，脏腑失调是其内在因素。痰浊瘀血以及气血阴阳不足，皮肤经络瘀阻、失养是皮痹的基本病机。

二、诊断要点

现代医学目前对硬皮病的诊断标准以临床病症特征为基础，参考病史，借助病理学、血常规等方法来诊断。患者临床表现为近端皮肤硬化、指端硬化、双肺底纤维化等。出现对称性手指及掌指（或跖趾）关节近端皮肤增厚，紧硬，不易提起；类似皮肤改变可同时累及肢体的全部、颜面、颈部和躯干。标准立位胸片可出现双下肺网状条索结节、密度增加，亦可呈弥漫斑点状或蜂窝状。

三、辨证分型

硬皮病的中医诊断需依据病变的不同阶段和疾病寒热虚实的不同性质来确定基本证型。

1. 热毒蕴结证　皮肤发硬，关节疼痛红肿。次症：关节疼痛，舌红或舌边尖红，苔黄，脉数。

2. 寒湿阻络证　皮肤发硬，形寒肢冷，遇寒尤甚。次症：关节疼痛，面色淡白，舌质淡，苔白，脉沉细。

3. 痰湿阻络证　皮肤肿胀，韧硬不能捏起，身体困重。次症：胸闷恶心，便溏。苔白腻，脉滑。

4. 瘀血阻络证　皮肤硬化，麻木不仁，关节刺痛。次症：肤色紫暗，面色晦黯，口唇青紫，月经不调。舌紫或有斑点，脉细涩。

5. 痰瘀互结证　皮肤硬化，麻木不仁，肢端青紫，胸闷恶心。次症：面色晦黯，口唇青紫，月经不调。舌紫或有斑点，苔白腻，脉涩或滑。

6. 肾阳亏虚证　皮肤硬化，畏寒肢冷，肢体水肿，夜尿增多。次症：口淡不渴、或喜热饮，小便清长或尿少，大便溏薄。舌淡胖，苔薄白，脉沉细。

7. 气血两虚证　皮肤硬化，麻木不仁，少气懒言，头晕眼花。次症：面唇指甲色淡，舌质淡，苔薄白、脉弱。

四、治疗

现代医学治疗硬皮病针对发病机制，基础方案主要从抑制免疫、扩张血管、抗纤维化等方面。免疫抑制剂主要包括环磷酰胺、霉酚酸酯、氨甲蝶呤、硫唑嘌呤、糖皮质激素等，这些药物均可在一定程度上改善皮肤和肺纤维化。血管活性药物主要有钙离子拮抗剂、前列腺素衍生物、内皮素受体阻滞剂。目前抗纤维化的药物主要有他汀类药物、干扰素、D-青霉胺、松弛素等。

中医药治疗硬皮病的诸多药物中，使用频次较多的依次为当归、黄芪、桂枝、红花、甘草、白芍、熟地黄、川芎、白术、丹参、茯苓、附子、鸡血藤、桃仁、麻黄、党参，均为益气、活血、温阳类中药，其性味多辛温，入肝、肾、肺、脾经。方剂的选择，亦以补虚、散寒、活血为主要原则。临床常用的方药有阳和汤、当归四逆汤、黄芪桂枝五物汤等，此类方均有温阳散寒的作用。

五、临证经验

在诊治硬皮病时，孟如教授基于本病患者多为气血不足，卫外不固的体质特征以及对于风寒湿邪痹阻经络或脏腑经络阳气衰微、阴寒内生的病因认识，因而采用散寒除湿、养血活血、通络行痹之治法，以九味羌活汤合桃红四物汤为主方，随症加减以治疗本病。针对本病以邪气凝于肌表，气血痹阻、肤腠失养，以致全身皮肤硬化、增厚或萎缩的病变本质，常可取得较满意的疗效。

六、临证验案

案1

刘某，女，42岁，2018年9月15日初诊。

主诉：右大腿内侧、左小腿、左腹部局部皮肤进行性变硬12年。

现病史：患者自诉2007年右大腿内侧皮肤局部变硬，范围2～3cm，未予重视。2008年右大腿内侧皮肤局部变硬症状加重，范围扩大至5～6cm，于某医院门诊就诊，经检查诊为硬皮病，予口服云南红药等治疗，病情好转，半年后自诉右大腿内侧皮肤正常。2015 年右大腿内侧皮肤发红伴色素沉着，左小腿皮肤发红伴色素沉着，左腹部色素沉着，并有向周围扩大趋势，至某医院就诊，查 IgG：17.87↑，IgM：3.85↑，抗核抗体（-），余免疫学指标未见明显异常。经病理检查确诊为局限性硬皮病，口服西药效果不佳。2017 年开始出现右大腿内侧局部皮肤变硬，面积占大腿 1/3，左腹部皮肤变硬。

刻下症：右大腿内侧、左小腿、左腹部局部皮肤色素沉着，皮肤较前变软，无瘙痒、刺痛，夜间自觉身体发热，四肢热甚，口干舌燥，时有胸闷，眠差、多梦，纳可，二便调。舌红苔薄，脉弦细，尺脉不足。

西医诊断：局限性硬皮病。

中医诊断：皮痹（阴虚内热证）。

治法：养阴透热，活血通痹。

处方：

方一：犀地汤合青蒿鳖甲汤加减。水牛角 50g（先煎），生地黄 15g，牡丹皮 10g，白芍 15g，青蒿 15g，炙鳖甲 30g，知母 10g，桃仁 3g，地龙 3g，红花 3g，川芎 3g，当归尾 6g。6 剂，每剂水煎 3 次，将药液混合后，分 5 次口服，1 天半服 1 剂。

方二：桃红四物汤加减。桃仁 3g，红花 3g，地龙 3g，赤芍 5g，川芎 3g，当归尾 6g，生地黄 15g，怀山药 15g，枣皮 12g，泽泻 30g，茯苓 30g，牡丹皮 10g。6 剂，每剂水煎 3 次，将药液混合后，分 5 次口服，1 天半服 1 剂。

服药后，夜间发热明显好转，胸闷未作，睡眠改善。

按语：硬皮病属中医“皮痹”范畴，其名始见于《黄帝内经》，在《素问·痹论篇》中记载：“风寒湿三气杂至，合而为痹……以秋遇此者为皮痹。”硬皮病是一种以皮肤变紧、变硬、纤维化为临床特征的自身免疫性疾病。本病常伴有心、肺、肾、消化道等多脏器病变。本例患者免疫学指标未见明显异常，结合病理检查，确诊为局限性硬皮病，暂无内脏系统受损症状，故预后较好。

孟如教授认为本证的形成是由于阴血不足，阴虚内热，迫血妄行，凝于肌表，气血痹阻以致瘀血形成，属本虚标实之证，故患者出现皮肤色素沉着，夜间热甚，口干舌燥等症。犀地汤合青蒿鳖甲汤既能清热凉血又可养阴透热；桃红四物汤养血活血通痹，酌加泽泻 30g 降浊降脂，兼顾肝肾，两方合用达到标本兼治的目的，最切合本证的病机。

案2

王某，女，67岁，2008年11月4日初诊。

主诉：四肢皮肤变硬5年，面部皮肤变硬3年。

现病史：患者因四肢皮肤变硬5年，面部皮肤变硬3年来诊。患者2003年无明显诱因出现四肢皮肤变硬，2005年渐加重，面部及口唇皮肤变硬，2006年7月在某医院经手臂皮肤病理检查诊断为系统性硬化症。

刻下症：面部及四肢皮肤发硬，粗糙脱屑，紧绷感，口唇肌肉抽动，舌发麻，神疲乏力，口干，右侧头额及颈部灼痛感，腰及下肢僵冷疼痛，腹隐痛，纳眠及二便正常，舌质淡红，苔薄白，脉细。

西医诊断：系统性硬皮病。

中医诊断：皮痹（气血亏虚，寒湿凝滞证）。

治法：益气养血，散寒除湿。

处方：

方一：黄芪四物汤合二至丸加味。黄芪30g，生地黄15g，当归15g，杭芍15g，川芎15g，女贞子15g，旱莲草15g，杜仲15g，桑寄生30g，怀牛膝25g，威灵仙15g，天麻15g，钩藤30g（后下）。15剂，每剂水煎3次，将药液混合后，分5次口服，1天半服1剂。

方二：蠲痹汤合二至丸加味。黄芪30g，羌活12g，防风12g，当归尾15g，赤芍15g，姜黄15g，甘草3g，川芎15g，秦艽12g，葛根30g，女贞子15g，旱莲草15g。15剂，每剂水煎3次，将药液混合后，分5次口服，1天半服1剂。

二诊（2008年12月2日）：药后上肢皮肤略变软，脱屑减少。现症见：右侧小腹痛，神疲乏力，口干，小便频多，下肢冷，纳眠及大便正常。因久病气血虚弱，寒湿凝滞故诸症减而未已，气虚不能固摄故见小便频多，寒湿凝滞，阳气痹阻，失于温养故见小腹痛，下肢冷。治以益气养血活血，散寒除湿通痹。

处方：

方一：黄芪桂枝五物汤合四物汤加味。黄芪30g，桂枝15g，杭芍15g，大枣30g，生姜3片，生地黄15g，当归15g，川芎12g，白术15g，防风12g，炙甘草5g，姜黄15g。16剂，每剂水煎3次，将药液混合后，分5次口服，1天半服1剂。

方二：黄芪四物汤合蠲痹汤加味。黄芪30g，生地黄15g，归尾15g，川芎 15g，赤芍 15g，羌活 12g，防风 12g，姜黄 15g，甘草 3g，鸡血藤 30g。16 剂，每剂水煎 3 次，将药液混合后，分 5 次口服，1 天半服 1 剂。

三诊（2009 年 1 月 6 日）：服药后面部皮肤色素沉着减轻，较前润泽，面唇肌不自主抽动消失；四肢及面部皮肤较前变软，粗糙脱屑减轻，小便频多消失，右侧小腹痛减。现症：神疲，口干，遇冷全身皮肤发硬处疼痛，足背皮肤干燥，纳眠及二便正常。检查示血尿常规正常，肝肾功能正常。患者经治疗后，主症明显改善，但气血虚弱，寒湿凝滞之症仍未完全消除，故仍见神疲，口干，遇冷全身皮肤发硬处疼痛。治以益气养血活血，散寒除湿通痹。

处方：

方一：桃红四物汤合玉屏风散加味。桃仁 12g，红花 12g，生地黄 15g，归尾 15g，赤芍 15g，川芎 12g，黄芪 20g，白术 15g，防风 12g，玄参 15g，麦冬 20g，姜黄 15g。12 剂，每剂水煎 3 次，将药液混合后，分 5 次口服，1 天半服 1 剂。

方二：桃红四物汤合蠲痹汤加味。桃仁 12g，红花 12g，生地黄 15g，川芎 12g，归尾 15g，赤芍 15g，黄芪 30g，羌活 12g，防风 12g，姜黄 15g，甘草 3g，泽兰 15。12 剂，每剂水煎 3 次，将药液混合后，分 5 次口服，1 天半服 1 剂。

按语：

（1）硬皮病属中医“皮痹”范畴，其形成是在气血不足，卫外不固的情况下，寒湿之邪乘虚而入，凝于肌表，气血痹阻，血运不畅，失于温养而发病。此病为本虚标实，患者年老体弱气血不足为本，感受外邪气血瘀阻，失于温养为标。

（2）该患者全身皮肤变硬，发黑，粗糙脱屑，神疲乏力，是由于气血亏虚，肌肤失于温养，故治疗以益气养血为主，整个治疗过程中均用黄芪四物汤益气养血治疗。

（3）由于气虚血瘀，寒湿凝滞阳气不能通达，加之病程长，久病必瘀，因而瘀血表现也较明显，故在初诊时使用了当归、川芎、怀牛膝，二诊时使用了黄芪桂枝五物汤、鸡血藤，三诊时在益气养血基础上使用了桃仁，红花等活血化瘀通痹之品。

案 3

李某，女，31 岁，1997 年 5 月 26 日初诊。

主诉：全身皮肤变黑，四肢关节疼痛 1 年，全身皮肤变硬半年。

现病史: 患者1年半前顺产后身体较弱。1年前出现双上肢皮肤变黑，继而颜面、胸背、腹部等全身皮肤变黑，四肢关节肿痛，膝软无力，下蹲困难。半年前出现颜面及全身皮肤变硬，紧绷感。1月前在某医院确诊为“系统性硬皮病”。

刻下症: 全身皮肤变硬，发黑，紧绷感，干燥无汗，皮肤时有蚁行感，四肢关节肿痛，膝软无力，下蹲困难，双上肢屈伸困难，肢端冷，神疲乏力，口干苦，咽喉至食管灼热疼痛，纳呆，大便溏，日一行，小便利，舌质暗淡苔薄白，脉细。

西医诊断: 系统性硬皮病。

中医诊断: 皮痹(寒湿凝滞，血虚血滞证)。

治法: 散寒除湿清热，养血活血通络。

处方: 九味羌活汤合桃红四物汤加味。羌活12g，防风12g，苍术15g，细辛3g，白芷12g，生地黄15g，炒黄芩12g，桃仁10g，红花10g，当归15g，川芎12g，赤芍12g，生甘草3g。12剂，每剂水煎3次，将药液混合后，分5次口服，1天半服1剂。

二诊(1997年6月26日): 患者服上方至今，四肢关节疼痛减轻，活动较前灵活，皮肤稍变软，紧绷感减轻，口干苦，咽喉至食管灼热疼痛消失，现症见：遇冷四肢蚁行感明显，腰酸膝软，纳眠二便正常。患者服药后郁热已清，故口干苦，咽喉至食管灼热疼痛消失，但寒湿凝滞，血虚血滞仍未完全恢复故诸症减而未愈，患病日久，伤及肾阳，故遇冷四肢蚁行感明显，腰酸膝软。治以散寒除湿通络，养血活血补肾。

处方: 上方去生地黄，炒黄芩，加桑寄生15g，续断12g，菟丝子20g。5剂，每剂水煎3次，将药液混合后，分5次口服，1天半服1剂。

三诊(1997年7月28日): 患者服上方至今，面部皮肤色素沉着减轻，较前润泽，四肢关节疼痛减轻，活动灵活，皮肤变软，紧绷感消失，仍遇冷则四肢蚁行感明显，腰酸膝软，纳眠及二便正常，血尿常规正常。说明患者主症经治疗基本缓解，但血虚寒凝肾阳不足仍未完全消除，故遇冷则四肢蚁行感明显，腰酸膝软。继续守方治疗。

按语:

(1)《诸病源候论·风湿痹候》有载:“风湿痹之状，或皮肤顽厚，皮肤无所知”。本病的形成是在气血不足，卫外不固的前提下，风寒湿邪乘虚而入，凝于肌表，气血痹阻以致瘀血形成，属本虚标实之证。该患者即是因产后气血不足，感受外邪而发病。

(2) 本病临床上寒证多见，但气血痹阻日久亦可郁而化热，患者一方面有皮肤紧绷发硬，肢冷，四肢关节屈伸不利等寒凝肌表的表现，另一方面又有口苦，咽喉至食管灼热疼痛即化热的表现。

(3) 九味羌活汤既能散寒除湿，又能兼清里热，桃红四物汤养血活血通痹，两方合用达到标本兼治的目的。该患者二诊时口干苦，咽喉至食管灼热疼痛消失，说明郁热已清，故去生地黄、黄芩，但遇冷四肢蚁行感明显，腰酸膝软，属肾阳虚表现，故佐以补肾，加入桑寄生、续断、菟丝子。

案4

李某，女，34岁，1997年11月6日初诊。

主诉：全身皮肤发硬，色素沉着3月。

现病史：患者诉今年8月份始无明显诱因出现面部、颈部、四肢及躯干皮肤逐渐发硬，广泛性色素沉着，继而皮肤出现蜡样增厚，张口困难，轻度吞咽困难等，遂入住某医院，经查确诊为系统性硬皮病，曾予服潘生丁、秋水仙碱及静脉滴注丹参注射液等药物治疗后病情稍有减轻而出院。近来服泼尼松每次2片，每日2次，维生素E胶丸每次2粒，每日3次，感全身皮肤发硬及色素沉着症状仍明显，遂来要求配合中药治疗。

刻下症：面颈部，四肢及躯干皮肤发硬，广泛性色素沉着，自觉面颈胸部皮肤紧绷感，张口伸舌不利，双手指屈伸不利，双下肢肌肉酸痛，双踝关节及胫骨疼痛，下蹲困难，纳眠可，二便调。察其面颈部，四肢及躯干皮肤发硬及蜡样增厚，色素沉着，舌黯淡苔薄白，脉细涩。

西医诊断：系统性硬皮病。

中医诊断：皮痹（风寒凝滞，气虚血瘀证）。

治法：益气散寒，活血通络、祛风除湿。

处方：

方一：黄芪桂枝五物汤合桃红四物汤加减。黄芪30g，桂枝12g，细辛3g，桃仁12g，红花12g，生地黄15g，当归尾15g，赤芍15g，川芎12g，泽兰15g，茯苓25g，甘草3g。5剂，每剂水煎3次，将药液混合后，分5次口服，1天半服1剂。

方二：蠲痹汤合桃红四物汤加味。黄芪30g，羌活12g，防风12g，当归尾15g，赤芍15g，姜黄15g，川芎12g，桃仁12g，红花15g，鸡血藤膏30g，紫丹参 15g，甘草 3g。5 剂，每剂水煎 3 次，将药液混合后，分 5 次口服，1 天半服 1 剂。嘱方一、方二交替水煎服，连服 1 月。并嘱注意保暖，避受外邪侵袭，防止过劳，勿过食生冷油腻之物；正确对待疾病，增强战胜疾病的信心。

二诊（1997 年 12 月 1 日）：服药后双下肢肌肉酸痛症除，四肢近端皮肤较前稍变软，左侧改善明显，稍能张口伸舌；仍有面颈、胸部皮肤紧绷感，广泛性色素沉着。一周来感双手指关节疼痛明显，屈伸不利，纳眠可，二便调，舌脉同前。此为气虚寒凝、血瘀痹阻之病机依然存在，一时难消，且兼有气滞，故宜益气散寒，理气活血，通络止痛。

处方：

方一：黄芪桂枝五物汤合桃红四物汤加减。黄芪 30g，桂枝 12g，桃仁 12g，红花 12g，生地黄 15g，当归尾 15g，赤芍 15g，川芎 12g，泽兰 15g，柴胡 12g，枳壳 12g，甘草 3g。5 剂，每剂水煎 3 次，将药液混合后，分 5 次口服，1 天半服 1 剂。

方二：蠲痹汤合桃红四物汤加味。黄芪 30g，羌活 12g，防风 12g，当归尾 15g，赤芍 15g，姜黄 15g，川芎 12g，桃仁 12g，红花 15g，柴胡 12g，枳壳 12g，甘草 3g。5 剂，每剂水煎 3 次，将药液混合后，分 5 次口服，1 天半服 1 剂。连服 2 月，另泼尼松服法同前，维生素 E 胶丸改服每日 3 次，每次 1 粒，余嘱同前。

三诊（1998 年 2 月 5 日）：服药后患者双手指关节疼痛缓解，鼻旁及口周皮肤较前变软，面部色素沉着及紧绷感稍有改善。颈胸皮肤仍有紧绷感，头颈部转侧不利，双膝踝关节及右上肢肌肉酸痛，神疲肢软，纳眠可，二便调，舌象同前，脉细。此为经治气血得补，寒凝得温，气滞血瘀渐散，经络渐疏，病情趋好。效不更方，守初诊时治则治之。

处方：方一去柴胡、枳壳，加茯苓 30g，生蒲黄 15g。方二去柴胡、枳壳，加生蒲黄 15g，细辛 3g，茯苓 30g；均以加强益气健脾，活血化瘀之力。煎服法同前，连服 2 个月以上。另泼尼松减为每日 2 片，余嘱同前。

四诊（1998 年 4 月 21 日）：服药后面部及四肢皮肤发硬进一步好转，颈部皮肤较前变软，头颈转动较前灵活，精神稍好，关节肌肉疼痛减轻，舌象同前，脉细。此系因气血久虚一时难复，寒凝血瘀一时难除，故仍须续予益气散寒，活血通络治之以巩固前效，使病情进一步缓解。

处方：黄芪桂枝五物汤合桃红四物汤加减。黄芪 30g，桂枝 10g，桃仁

12g，红花 12g，当归尾 15g，赤芍 15g，川芎 12g，生地黄 15g，生蒲黄 15g，茯苓 30g，紫丹参 15g，鸡血藤膏 30g，甘草 3g。5 剂，每剂水煎 3 次，将药液混合后，分 5 次口服，1 天半服 1 剂。连服半年，余嘱同前。

按语：

本案患者有广泛性皮肤硬化，色素沉着，关节痛等症状，符合本病特征，归属中医“皮痹”范畴。《素问·五脏生成篇》云：“卧出而风吹之，血凝于肤者为痹。”中医认为本病系因虚邪客体，脉络痹阻所致。

本案患者是一位农村中年女性患者，因其常年劳作于田间及户外，又加肾元亏虚，气血不足，卫外不固，外邪（风寒湿邪）侵袭，阻滞脉络，气血凝滞，痹阻不通，肌肤失于温养而发病。其主要病机为气虚寒凝，血瘀痹阻。以行气散寒，活血通络为主要治则，拟用黄芪桂枝五物汤合桃红四物汤加减及蠲痹汤合桃红四物汤加减，运用两方交替煎服治疗，病情好转，辨证准确，处方得当，故获良效。本病系慢性难治性疾病，只有长期坚持治疗方能使病情得以较大程度的缓解。

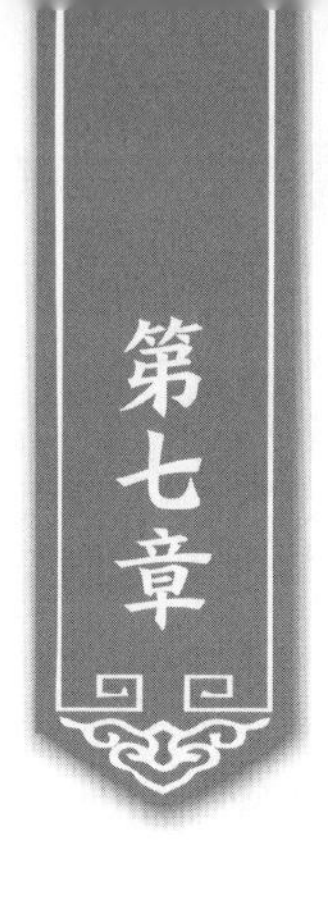

混合性结缔组织病

混合性结缔组织病（mixed connective tissue disease，MCTD）是一种伴有多种异常自身抗体的自身免疫性疾病，血清中有极高滴度的斑点型抗核抗体和抗核糖核蛋白抗体，具有类似系统性红斑狼疮、系统性硬化症、多发性肌炎 / 皮肌炎及类风湿关节炎等疾病的重叠特征；但其综合特征很少同时发生。临床表现为关节疼痛、僵硬，出现雷诺现象，手指肿胀、僵硬等，可伴有心血管、肺、肾、胃肠道、中枢神经受累病变。混合性结缔组织病大样本的研究尚少见报道，多为少数案例报告，确切流行病学资料至今不明，发病率相对不高，女性患者多于男性，中青年女性多见。

一、发病机制

该病的病因及发病机制尚不明确。可能是在遗传易感、免疫调节功能失调的基础上，对自身组织损坏、退化和变异的成分出现自身抗体，从而引起的免疫病理过程。

中医将“痹证”病因概括归纳为正气亏虚、邪气侵袭及痰浊瘀血三方面。正气亏虚包括禀赋不足、劳累过度、饮食失调、病后体弱等，导致气血亏虚、脏腑虚衰及阴阳失调，肢体、关节、骨骼肌失于濡养，邪气易袭，为痹证发病的内在因素。邪气侵袭指感受风、寒、湿、热、燥外邪，而后形成痰浊、寒凝、瘀血等，阻滞经脉，其为痹证发病的病理关键。《素问》曰：“以冬遇此者为骨痹，以春遇此者为筋痹，以夏遇此者为脉痹，以至阴遇此者为肌痹，以秋遇此者为皮痹。”体现了混合性结缔组织病多系统损害的中医致病特点。

二、诊断要点

主要表现有不明原因发热，肌炎，皮肤黏膜改变，食管功能障碍，肺部、心脏、肾脏损害，关节和肌肉疼痛，神经和血液等系统受累，易致多脏器损害。实验室检查发现抗 ENA 抗体滴度≥1∶10 000（血凝法）和抗 U1RNP 抗体阳性而抗 Sm 抗体阴性。

三、治疗

现代医学治疗研究由于缺乏对照研究，如何治疗 MCTD 尚不明确，对其治疗仍推荐基于系统性红斑狼疮、系统性硬化症、多发性肌炎 / 皮肌炎及类风湿关节炎的传统治疗方法，或在此基础上给予常规治疗或激素治疗。对激素治疗无效的血小板减少、难治性肌炎或溶血性贫血患者，可以考虑静脉滴注丙种球蛋白或达那唑。若需长期糖皮质激素治疗者，可选择静脉冲击以后改用口服药物；而需长期服用激素治疗者，应考虑加用氨甲蝶呤等免疫抑制剂，以减少激素用量，同时需注重补钙治疗。MCTD 常易合并其他并发症，治疗并发症不可忽视。治疗推荐：除阿司匹林、钙通道阻滞剂如硝苯地平每次 10mg，每日 3～4 次；血管紧张素转化酶抑制剂如卡托普利每次 12.5mg 或 25mg，每日 2～3 次外；可运用中、大量糖皮质激素和免疫抑制剂（首选环磷酰胺和氨甲蝶呤）。

《实用中医风湿病学》将本病分为 6 个证候治疗：

1. 风热犯肺证　治宜宣肺清胃，佐以通络。常用药物有金银花、连翘、生石膏、蝉蜕、虎杖、防风、防己、桑枝、秦艽等。

2. 阴虚内热证　治宜养阴清热、化瘀通络。常用药物有生地黄、生石膏、地龙、虎杖、忍冬藤、鳖甲、秦艽、威灵仙等。

3. 气营热盛证　治宜清热泻火、化瘀解毒。常用药物有生石膏、知母、紫草、川牛膝、寒水石、滑石等。

4. 痰瘀痹阻证　治宜活血化瘀、清热凉血。常用药物有水牛角、玄参、知母、牡丹皮、赤芍、白茅根、茜草等。

5. 热郁积饮证　治宜清热蠲饮、化瘀通络。常用药物有葶苈子、桑白皮、防己、黄芩、沙参、生地黄、虎杖、桑枝等。

6. 脾肾两虚证　治宜健脾益肾、化瘀利水。常用药物有独活、桑寄生、秦艽、熟地黄、川牛膝、泽泻、龟甲、杜仲等。

四、临证经验

孟如教授认为，本病是一组临床表现极为复杂的疾病，其发生主要由于正气不足，遭受风、寒、湿三气侵袭而发。孟如教授临证注重分析导致发病的原因，即邪气的种类、虚损的部位、病邪的性质等。治疗原则以益气活血，温阳通络，补益肝肾为主。

五、临证验案

肖某，女，51岁，2018年5月24日初诊。

主诉：手足麻木冷痛7年余，加重3天。

现病史：患者于2012年元旦时第一次出现雷诺现象：受凉时发作，发作时手足冷，麻木，疼痛，同年5月在某医院住院检查并做活检诊断为类风湿关节炎，一直按类风湿关节炎治疗。2015年患者暑假在某医院检查诊断为混合性结缔组织病，于今年1月份在某中医院风湿免疫科住院，有脱发，雷诺现象，关节肿胀、压痛，抗核抗体阳性，明确诊断为混合性结缔组织病。服用过甲泼尼龙、白芍总苷胶囊、氨甲蝶呤、吗替麦考酚酯，输液治疗曾用环磷酰胺以降尿蛋白。目前用药氨甲蝶呤每周3片，叶酸片每次2片，每日3次。2018年5月初北京某医院专家建议患者可以减量停激素。因患者1/2片甲泼尼龙已服3月余，再吃服1/4片持续一周后即可停药。

刻下症：患者吹风受凉后手臂、手指、腿等处出现经络、血管有堵塞感，伴随疼痛难以屈伸，时有肿胀起包块，声音嘶哑，喉中自觉有痰，晨起汗多，食凉后脘腹不适，月经半年未行。苔薄腻，脉细，尺脉弱。

西医诊断：混合性结缔组织病。

中医诊断：痹证（寒凝经脉证）。

治法：扶正祛邪，养血散寒。

处方：

方一：荆防败毒散加减。荆芥12g，防风12g，羌活12g，独活12g，川芎12g，枳壳12g，柴胡12g，前胡15g，桔梗12g，连翘30g，甘草3g。3剂，每剂水煎3次，将药液混合后，分5次口服，1天半服1剂。

方二：蠲痹汤加减。黄芪30g，羌活12g，防风12g，姜黄15g，当归15g，白芍30g，甘草3g，生地黄15g，黄芩12g，白芷12g，川芎12g。3剂，每剂水煎3次，将药液混合后，分5次口服，1天半服1剂。

方三：补阳还五汤和玉屏风加减。黄芪30g，白术15g，防风12g，地龙12g，桃仁12g，红花10g，当归尾15g，川芎12g，丹参18g，芍药30g，甘草3g。3剂，每剂水煎3次，将药液混合后，分5次口服，1天半服1剂。

电话随访，患者手足麻木疼痛较前有缓解。

按语：我们应对此类病症应急则治其标缓则治其本，针对邪气治疗标症后再驱邪。王清任《医林改错》认为痹证与瘀血关系密切，气通则血活，血活则风散，方二及方三均有大量补气活血药物，不仅能驱邪，更能实卫。荆防败毒饮为解表剂，具有发汗解表，散风祛湿之意，配合患者苔腻而声嘶有痰，可辛温解表，达去表邪而不伤正。孟如教授针对此患者尿酸高的指标强调了摄生的重要性，讲到折耳根、薏苡仁、黄豆芽、冬瓜等嘌呤低的优质食物，又提出以形补形，食用猪肚以养胃。针对晨起易出汗可用麦味地黄丸或知柏地黄丸以清虚热滋阴血。此病非一日而成，自是需要长久调养，扶正祛邪，活血化瘀，滋阴解表，多方齐下，方能取得良好效果。

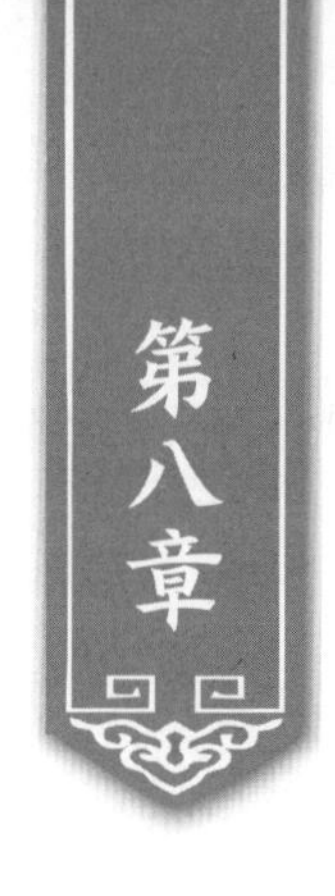

血液疾病

第一节 原发性免疫性血小板减少性紫癜

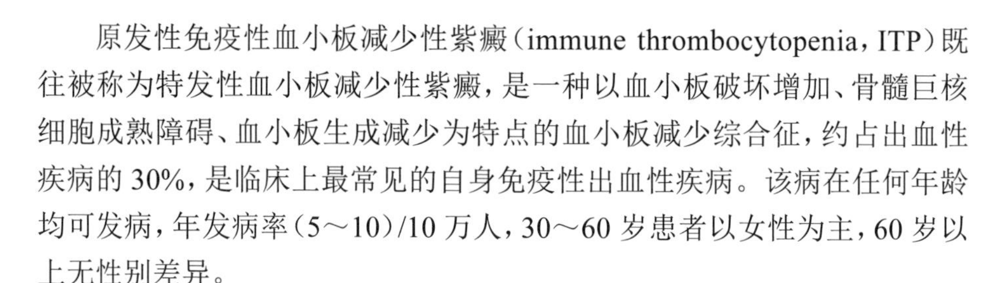

原发性免疫性血小板减少性紫癜（immune thrombocytopenia，ITP）既往被称为特发性血小板减少性紫癜，是一种以血小板破坏增加、骨髓巨核细胞成熟障碍、血小板生成减少为特点的血小板减少综合征，约占出血性疾病的30%，是临床上最常见的自身免疫性出血性疾病。该病在任何年龄均可发病，年发病率（5～10）/10万人，30～60岁患者以女性为主，60岁以上无性别差异。

一、发病机制

ITP的西医病因迄今未明，发病机制如下：①体液免疫和细胞免疫介导的血小板过度破坏；②体液免疫和细胞免疫介导的巨核细胞数量和质量异常，血小板生成不足。

中医古典医籍中对“紫癜病”的记载相当丰富，对本病病因认识也不尽相同，总的来说，不外乎外感、内伤两大病因。病理因素火、虚、瘀大致可概括该病。《景岳全书•血证》认为血证的病因为外感邪热，血热妄行；脾气虚损，气不摄血；肝肾阴虚，虚火上炎；瘀血内阻，血不循经；外感邪热、瘀血阻滞多为实；气不摄血、阴虚火旺多为虚。中医学认为出血性疾病的病因为外感、内伤、内外共伤三种。出血性疾病的病机为：①外感邪气，入里化热伤脉，血溢脉外；②七情内伤、脾胃失于运化、脾失统摄、劳倦肾精亏耗虚火上炎，血生化异常、血于脉内循行异常、脉络统摄异常而致使血溢于脉外；③先由外感邪气损伤，加之机体脏腑虚弱，同时使血的运行、脉络统摄受损，使血溢于脉外发病，或者先由内伤在先，外感后之，亦致使血溢于脉外发病的情况。

二、诊断要点

皮肤出血点、瘀斑和 / 或黏膜、脏器出血等临床表现；至少 2 次血常规检测仅 PLT < 100×10^9/L，血细胞形态无异常；骨髓检查发现巨核细胞增多或正常、有成熟障碍；特殊实验室检查有血小板抗体检测、血小板生成素检测。一般无脾肿大；排除其他继发性血小板减少症。

中医根据症状将其分为热毒伤血证、脾气虚弱证、肝脾不和证、湿热内蕴证等。

三、治疗

现代医学治疗以糖皮质激素、丙种球蛋白、促血小板生成药物、抗 CD20 单克隆抗体、脾切除、输血为主，使血小板数量满足机体止血需要，从而控制出血。根据 2016 年版的《成人原发免疫性血小板减少症诊治的中国专家共识》，ITP 的治疗方案很多，一线治疗方案为使用糖皮质激素和静脉注射大剂量丙种球蛋白；二线治疗方案为促血小板生成药物和抗 CD20 单克隆抗体，促血小板生成药物包括已在国内上市的重组人血小板生成素（rhTP0）、艾曲波帕和尚未在国内上市的罗米司亭，抗 CD20 单克隆抗体主要包括利妥昔单抗；三线治疗为脾切除；其他治疗方案包括使用硫唑嘌呤、环孢素、达那唑、长春碱类等药物。

中医药治疗针对 ITP 的治则治法以凉血止血、清热解毒、益气摄血、活血化瘀、补脾益肾等为主。

热毒伤血证：以清热、解毒、凉血为法，方剂可选用犀角地黄汤加减或凉血解毒汤加减，方药主要有水牛角、生地黄、白茅根、紫草、仙鹤草、羊蹄草、茜草等。脾气虚弱证：选用归脾汤加减。肝脾不和证：药用柴胡、黄芩、白芍、半夏、黄芪、甘草、商陆等。湿热内蕴证：立法为清化湿热，佐以养阴益气，方药选择为三仁汤加减。

四、临证经验

孟如教授认为血小板减少性紫癜的发生与发展，与先天禀赋、后天环境及精神情志等因素密切相关。孟如教授临证首辨虚实、后定脏腑、审气血、查阴阳之偏盛偏衰而补偏救弊。ITP 应当首先区分血热与气虚之轻重：若气虚为甚者，当先治其气，气行则血行，方以四君生脉合二至丸加减辨证治疗，其中四君汤以益气健脾，生脉散合二至丸益气养阴、滋补肝肾。若血热为甚者，当先治其火，凉血以止血，而清热不忘养阴，方用犀角地黄汤合生脉散加减辨证治疗，其中犀角地黄汤用以清热凉血，生脉散益气生津敛阴。

五、临证验案

李某，男，1岁零1月，2004年8月26日初诊。

主诉：反复全身皮下出血点3月余。

现病史：患儿2004年4月底因颜面，胸前皮肤点状出血点伴发热于某医院就诊，经做骨髓穿刺等检查诊为“原发性血小板减少性紫癜”，予服泼尼松每次1片，每日3次治疗后，仍经常皮下反复出现瘀斑，瘀点不褪，自行停服激素，化验血小板$35 \times 10^9/L$，遂来求治于中医。

刻下症：双下肢、胫前，胸背皮肤散在暗红色针尖大小出血点，压之不褪色，饮食可，眠安，大小便正常。舌质淡红，指纹粗紫。

西医诊断：原发性血小板减少性紫癜。

中医诊断：血证——紫斑（阴虚血热证）。

治法：滋阴清热，养血止血，凉血消斑。

处方：

方一：当归芍药散合二至丸加味。当归12g，杭芍12g，川芎10g，白术10g，茯苓15g，泽泻12g，女贞子12g，旱莲草12g，白茅根15g，连翘15g。5剂，每剂水煎3次，将药液混合后，分5次口服，1天半服1剂。

方二：六味地黄丸加味。生地黄12g，枣皮12g，怀山药15g，茯苓15g，泽泻12g，牡丹皮10g，芦根15g，连翘15g，大蓟15g，仙鹤草15g。5剂，每剂水煎3次，将药液混合后，分5次口服，1天半服1剂。

连服1月。并嘱多喂食易消化营养之品，避免外邪侵袭。

二诊（2004年9月23日）：服药后主症无明显变化。其父诉患儿近来饮食减少，睡眠可，二便调。察见其双下肢胫前、胸背皮肤仍见散在暗红色针尖大小出血点，压之不褪色，舌质淡，苔白，指纹淡紫，复查血小板为$64 \times 10^9/L$，此为阴虚血热证仍存，加之胃气虚弱所致。

处方：上方一去连翘，白茅根寒凉碍胃之品，加入神曲15g，山楂10g，枳实5g，地榆12g以消食健胃、止血。5剂，每剂水煎3次，将药液混合后，分5次口服，1天半服1剂。上方二去连翘、大蓟，加入枳实5g健胃理气，以固护胃气。5剂，每剂水煎3次，将药液混合后，分5次口服，1天半服1

剂。连服2月。另嘱喂食易消化营养之品。

三诊(2004年11月30日):服药后胸背部皮下小出血点消退,双胫前皮下小出血点较前减少,纳增,睡眠可,二便调。察见双侧眼眶周围皮肤有少许皮下小出血点,舌质淡,苔白,指纹淡紫。复查血小板为55×10^9/L。此为证情未变,治疗有效,胃气已复。原胸背皮下小出血点消退,又见眼眶周围皮下小出血点,为阴血不足,兼有风,热夹瘀之象。

处方:上方一去山楂、神曲、枳实,加白茅根15g,大蓟15g,荆芥10g。5剂,每剂水煎3次,将药液混合后,分5次口服,1天半服1剂。上方二去枳实、芦根,仙鹤草易白茅根,加当归12g,杭芍12g,川芎10g,白术10g。5剂,每剂水煎3次,将药液混合后,分5次口服,1天半服1剂。

四诊(2005年6月28日):连服上药共7个月,患儿病情明显好转,全身皮下小出血点已完全消退,未见新的皮下出血点。偶咳有痰,鼻塞,精神,纳眠可,二便调。察见全身皮肤未见瘀斑,瘀点,舌质红,苔薄白,指纹淡紫,脉滑细。复查血小板为207×10^9/L,已正常。此时主症已除,仅偶有咳痰,鼻塞之外感表证,系为幼儿精气未充,体质娇弱,虚热未净,易感外邪之故。

处方:

方一:知柏地黄丸合二至丸加味。知母10g,焦柏10g,生地黄12g,枣皮10g,怀山药15g,茯苓15g,泽泻12g,牡丹皮10g,女贞子12g,旱莲草12g,白茅根15g。5剂,每剂水煎3次,将药液混合后,分5次口服,1天半服1剂。

方二:小柴胡汤合二至丸加味。柴胡12g,黄芩12g,法半夏12g,北沙参15g,女贞子12g,旱莲草12g,麦冬15g,连翘15g,芦根15g,白茅根15g,怀山药15g。5剂,每剂水煎3次,将药液混合后,分5次口服,1天半服1剂。

随访3年余,患儿病情未复发。

按语:本案系幼儿患病,精气未充,复感外邪引动而发;又因小儿为纯阳之体,阴精不足而阳热偏旺,内外热邪交织,迫血妄行,故发为紫斑。本案抓住阴血亏虚,兼有热邪的主要病机,治疗上予滋阴清热,养血活血,凉血消斑之法为主,运用自拟当归芍药散合二至丸加味、六味地黄丸合当归芍药散加味和知柏地黄丸合二至丸加味等方药治之,临床取得显著疗效。六味地黄丸、知柏地黄丸为滋阴补肾之要方;二至丸既补肝肾,又益阴血;

当归芍药散为调养气血之剂。在辨证准确的基础上，诸方灵活配伍，适当加入清热凉血药另组新方，并注意兼顾脾胃，加减用药得当，故获效验。

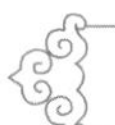

第二节　再生障碍性贫血

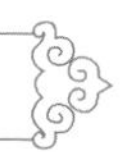

再生障碍性贫血（aplastic anemia，AA）是一组以骨髓有核细胞增生减低和外周两系或三系（全血）血细胞减少为特征的骨髓衰竭性疾病，属于骨髓造血衰竭综合征的一种。

一、发病机制

发病原因不明确，可能为：①病毒感染，特别是肝炎病毒、微小病毒B19等。②化学因素，特别是氯霉素类抗生素、磺胺类药物、抗肿瘤化疗药物以及苯等。传统学说认为，在一定遗传背景下，AA作为一组后天暴露于某些致病因子后获得的异质性“综合征”，可能通过三种机制发病：原发和继发性造血祖细胞（种子）缺陷、造血微环境（土壤）及免疫（虫子）异常。

中医古籍中并没有关于再生障碍性贫血的记载，但根据其临床表现，可将其归属于“虚劳”“骨劳”“热劳”“血虚”“血证”“血枯”“髓枯”等范畴，现代中医学将其命名为“髓劳”，分为“急髓劳”与“慢髓劳”，认为其病变部位主要在骨髓，涉及脾、肾、肝。

对于再生障碍性贫血的中医病因病机，各家在“因虚致病”和“因毒致虚”的问题上至今未取得一致意见。有医家认为本病乃因虚致病，肾精虚损，导致肾阳不振，进而不能鼓动骨髓造血，而肾为先天之本，日久精枯髓竭，无以化生气血，气血因而亏虚。也有医家认为热毒在发病中占据主要的作用。热毒肆虐，浸入骨髓，伤其精血，精血已伤，气血生化无源，而致气血亏虚。

二、诊断要点

患者有贫血、出血、感染等血细胞减少相应临床表现。一般无肝、脾、淋巴结肿大。血常规检查：红细胞、粒细胞和血小板减少，校正后的网织红细胞<1%。骨髓穿刺检查：骨髓有核细胞增生程度活跃或减低，骨髓小粒造血细胞减少，非造血细胞（淋巴细胞、网状细胞、浆细胞、肥大细胞等）比例增高；巨核细胞明显减少或缺如，红系、粒系可明显减少。骨髓活检：骨

髓有核细胞增生减低，巨核细胞减少或缺如，造血组织减少，脂肪和/或非造血细胞增多，无纤维组织增生，网状纤维染色阴性，无异常细胞浸润。如骨髓活检困难可行骨髓凝块病理检查。根据骨髓病理及外周血细胞计数分型：重型再生障碍性贫血、极重型再生障碍性贫血、非重型再生障碍性贫血。

中医将慢髓劳辨为肾阴虚型、肾阳虚型、肾阴阳俱虚型施治，分为初、中、后三期。

1. 初期　起病之初病情较重，多有出血及感染情况，呈热毒壅盛、迫血妄行或阴虚血热、迫血妄行征象。临床表现为起病急骤、高热神昏，或潮热盗汗、五心烦热和各种出血症状。

2. 中期　疾病进入中期，温热毒邪渐去，气阴已伤，表现为气阴两虚征象：偶有发热及出血、面色苍白、周身乏力、自汗、盗汗、五心烦热、心悸气短活动后尤甚，脉象由浮大洪数渐转沉弱。

3. 后期　疾病进入后期阶段，相当于 ATG 治疗后 6 个月，病情稳定，热邪已去，元阴渐复。此期病情好转，症见面色苍白、周身乏力、头晕耳鸣、腰膝酸软、心悸气短，自汗、盗汗，舌质淡、苔白或薄白，脉沉弱或沉细，辨证属肾阴阳两虚。

三、治疗

现代医学治疗本病目前主要采用联合免疫抑制和造血干细胞移植进行治疗，有效率可达 50%～80%。

中医药治疗“髓劳”病，针对各阶段的不同特征，中医将其治疗分为初、中、后三期。

1. 初期　热毒深重，多首先表现为反复高热、严重出血，有时危及生命，虽面色苍白、乏力、头晕、心悸等贫血症状亦较明显，但温热毒邪过盛，其病情仍不平稳，皆由温热毒邪耗精伤髓所致。壅盛之热毒不去，正气难以恢复，故清热解毒为主，凉血止血以减轻出血症状。此期相当于治疗前到 ATG 治疗后 1 个月。治疗上应予“清热解毒、凉血止血”或“滋阴降火、凉血止血”之法以“凉”之，方用犀角地黄汤合清瘟败毒饮加减或知柏地黄汤合犀角地黄汤加减。

2. 中期　疾病进入中期，温热毒邪渐去，气阴已伤，表现为气阴两虚征象，应以健脾补肾、温煦生化法以“温”之，方用生脉散合左归丸加减。

3. 后期　此期为再生障碍性贫血恢复期，治以温肾填精之法热之，兼顾气血，方用左归丸合右归丸加减。此期热邪已尽，可酌加温肾壮阳的热性药，促进骨髓造血。

四、临证经验

孟如教授认为再生障碍性贫血总属本虚标实，其中气血两虚为标，其实质为脾肾亏虚，而肾为先天之本，为人体元气之根本，故治疗多从平补肾气，补肾生髓论治。此外，本病之病程缠绵，易致气血生成不足，脾土后天之精生化乏源，而致脾肾两虚，故在“慢髓劳”的治疗中采取滋补脾肾、益气生血之法为主。

五、验案赏析

案1

张某，男，6岁，2018年8月31日初诊。

主诉：急重型再生障碍性贫血病史1年。

现病史：2011年11月剖宫产，出生体重3.4kg。2017年8月20日患儿无明显诱因出现乏力、低热，最高体温37.8℃，经口服头孢克洛后未再发热。于8月25日发现全身紫癜瘀斑，至某医院查血常规示：血小板$6\times10^9/L$，中性粒细胞$0.02\times10^9/L$，血红蛋白92g/L。遂至昆明市某医院住院经行骨髓穿刺等相关检查后明确诊断为急重型再生障碍性贫血，建议尽快行骨髓干细胞移植治疗。于2017年10月25日至上海某医院住院，经免疫抑制等治疗后于2017年11月6日行半相合亲属干细胞移植+脐血移植。植入后一度出现植入综合征，肝小静脉栓塞，肝功能ALT高至800U/L，GGT达1 200U/L，经治疗后肝功能正常。住院期间发现多发脾脏真菌感染灶，经抗真菌、抗排异等治疗后出院。出院后规律服用环孢素每次4粒，每日2次；甲泼尼龙每日1片。于2018年2月1日缓慢停甲泼尼龙片后出现皮肤排异，又再次加用甲泼尼龙至每日2片加强抗排异后皮疹消失。于5月底血常规检查结果基本恢复正常。6月1日经慢慢减量后停用甲泼尼龙片后出现肝功能异常，ALT 160U/L，AST 120U/L。皮肤排异明显，多发皮疹，部分皮肤出现角质化现象。上海儿童医学中心考虑肝脏排异，皮肤排异可能，于2018年6月20日再次加用甲泼尼龙每日4片后肝功能较前好转。目前ALT 79U/L，AST 140U/L，血常规检查较前下降，粒细胞低于正常值。除甲泼尼龙外，出院后一直规律服用环孢素每次4粒，每日2次。

刻下症：停用激素排异明显，粒细胞低，头痛，纳差，食后腹胀，自汗明显，畏寒，背部瘙痒不适，活动后气喘，自觉骨痛，满月脸，面部毛发旺盛，眼睑发红，双手甲缘皮肤发黑，手指、手掌少量红斑，口干，眠差，小便臭，大便可。舌淡苔白腻，脉细滑。

西医诊断：急重型再生障碍性贫血。

中医诊断：头痛（脾虚湿盛证）。

治法：健脾利湿，疏肝理气。

处方：

方一：泽泻汤合枳术丸加减。泽泻 15g，白术 10g，枳实 15g，葛根 15g，荷顶 3 个，怀牛膝 15g，蔓荆子 10g，甘草 3g，川芎 6g。3 剂，每剂水煎 3 次，将药液混合后，分 5 次口服，1 天半服 1 剂。

方二：钩藤汤加减。柴胡 10g，当归 10g，白芍 12g，茯苓 15g，白术 15g，钩藤 15g，甘草 3g。3 剂，每剂水煎 3 次，将药液混合后，分 5 次口服，1 天半服 1 剂。

服药后，患者述头痛，纳差，食后腹胀等症减轻。

按语：患儿久病脏腑受损，脾阳不足，运化无力，水湿内停，阻滞气机，清阳不升，浊阴不降，故见头痛。《金匮要略》云："心下有支饮，其人苦冒眩，泽泻汤主之。"患儿头痛，可借用此方加用葛根、荷顶以升清芳香辟秽，加用怀牛膝以降浊，蔓荆子疏散风热。《丹溪心法》云"头痛需用川芎"，故加用川芎，升降相因，气血调和，则头痛可愈。脾虚运化无力，故不思饮食、食后腹胀，予枳术丸健脾和胃，合泽泻利湿行气，则腹胀可消。肺主皮毛，肝主疏泄，疏泄失常，肝不藏血，血不循经，溢于脉外，则患儿手指、手掌少量红斑，方选钩藤汤（钩藤汤由逍遥散易薄荷加钩藤化裁而来）疏肝健脾理气。

案 2

张某，女，28 岁，2001 年 11 月 26 日初诊。

主诉：产后贫血，乏力 1 月余。

现病史：今年 10 月 14 日因足月临产入住昆明某医院，经产钳助产分娩 1 女婴，产时流血约 150ml，产后出现全身乏力明显，头晕，心悸，气短等症状，化验血常规发现血红蛋白及血小板明显减少，经做骨穿检查确诊为再生障碍性贫血，予服叶酸、再障生血片等药物治疗后病情无明显好转而自行出院，遂来求治于中医。血常规：WBC 3.7×10^9/L↓，N 41.5%↓，L 53.2%↑，RBC 2.33×10^{12}/L↓，HGB 84g/L↓，PLT 84×10^9/L↓。

刻下症：全身乏力，四肢酸软，头晕，心悸，气短，盗汗，神疲思睡，夜寐多梦，饮食尚可，二便正常。察见精神倦怠，面色萎黄，贫血貌，唇色淡，舌质淡边有齿印，苔薄白，脉细。

西医诊断：再生障碍性贫血。

中医诊断：虚劳（肝肾不足，气阴两伤证）。

治法：滋补肝肾，益气养阴，养血安神。

处方：

方一：黄芪生脉二至饮加味。黄芪 25g，太子参 20g，麦冬 15g，五味子 10g，女贞子 12g，旱莲草 12g，当归 12g，鸡血藤膏 30g（布包煎），白术 12g，茯苓 15g，炙甘草 5g。5 剂，每剂水煎 3 次，将药液混合后，分 5 次口服，1 天半服 1 剂。

方二：归脾汤合生脉散加减。黄芪 25g，当归 15g，潞党参 25g，白术 15g，茯神 15g，木香 12g，酸枣仁 25g，生龙骨 30g，生牡蛎 30g，炙甘草 5g。5 剂，每剂水煎 3 次，将药液混合后，分 5 次口服，1 天半服 1 剂。

嘱方一、方二交替水煎服，连服 2 周。并嘱注意饮食调养，多进食富含蛋白质类食物，如禽鱼肉蛋等；注意休息，避免劳累；注意起居，防止感冒。

二诊（2001 年 12 月 10 日）：服药后神疲乏力、头晕、心悸等症减轻，夜寐稍安，精神稍好。仍有盗汗，面色萎黄，唇色淡，舌淡苔白，脉细滑，化验血常规同前。为气血得补，气虚血亏诸症减轻。然气血阴精亏损非一时能复，故仍守原治则治之，并加强滋阴潜阳之力。

处方：

方一：黄芪生脉二至饮加味。太子参 20g，麦冬 15g，五味子 10g，女贞子 12g，旱莲草 12g，制龟甲 20g，制鳖甲 20g，生牡蛎 30g，玄参 12g，生地黄 15g，枳实 15g，炙甘草 5g。5 剂，每剂水煎 3 次，将药液混合后，分 5 次口服，1 天半服 1 剂。

方二：归脾汤合生脉散加减。黄芪 25g，当归 15g，潞党参 25g，白术 15g，茯神 15g，木香 12g，酸枣仁 25g，鸡血藤膏 30g（布包煎），浮小麦 50g，炙甘草 5g。5 剂，每剂水煎 3 次，将药液混合后，分 5 次口服，1 天半服 1 剂。连服 20 天，余嘱同前。

三诊（2001 年 12 月 31 日）：服药后精神较前更为好转，睡眠安，盗汗明显减少，头晕，心悸症减，大便时溏，日一二行。面色稍有红润，唇色淡红，舌脉同前。化验血常规：WBC：4.3×10^9/L，L 43.4%↑，RBC 3.12×10^{12}/L↓，HGB 88g/L↓，PLT 91×10^9/L↓。患者病情逐渐好转，但本病系因气血、阴精兼虚，脾肾先后天兼有不足，故予健脾益气，滋阴潜阳法治之。

处方：

方一：六君子汤合生脉散加味。潞党参20g，白术15g，茯苓20g，法半夏15g，陈皮12g，麦冬15g，五味子10g，怀山药30g，制龟甲25g，制鳖甲20g，生龙骨30g，生牡蛎30g，炙甘草5g。5剂，每剂水煎3次，将药液混合后，分5次口服，1天半服1剂。

方二：归脾汤合生脉散加减。黄芪20g，潞党参25g，白术15g，茯神15g，当归15g，木香12g，麦冬15g，五味子15g，浮小麦30g，生龙骨30g，生牡蛎30g，怀山药30g，芡实25g，炙甘草5g。5剂，每剂水煎3次，将药液混合后，分5次口服，1天半服1剂。连服2月，余嘱同前。

四诊（2002年2月25日）：服药后患者精神明显好转，头晕，盗汗症除，偶感心悸，双肩及手指关节轻微酸痛，活动自如，夜间觉咽干，饮食睡眠可，二便正常。面色转红润，唇色转红而偏干，舌红苔薄黄，脉滑，复查血常规已正常。患者主症已缓解，但气血阴精亏虚一时难复，故本病恢复期仍须守原治则治之以固前效，又有双肩和手指关节酸痛之症，为本虚风湿痹阻所致，兼予祛风除湿。

处方：

方一：黄芪生脉二至饮加味。黄芪15g，潞党参20g，麦冬15g，五味子10g，女贞子12g，旱莲草12g，生地黄15g，玄参15g，当归15g，薏苡仁30g，威灵仙15g，甘草3g。5剂，每剂水煎3次，将药液混合后，分5次口服，1天半服1剂。

方二：蠲痹汤加味。黄芪20g，羌活12g，防风12g，当归尾15g，赤芍15g，姜黄15g，玄参15g，麦冬15g，生地黄15g，桑寄生30g，甘草3g。5剂，每剂水煎3次，将药液混合后，分5次口服，1天半服1剂。连服2月，余嘱同前。

按语：

（1）本案患者系适龄产妇，主诉产后贫血，乏力1月余。因病起时正值产后，且产后即发现患有再生障碍性贫血（原因未明），故导致气、血、阴精俱虚，并损及五脏。《素问》谓“因其衰而彰之”“形不足者，温之以气，精不足者，补之以味”“劳者温之，损者益之”“虚则补之”。据其临床表现辨证属肝肾不足、气阴两伤，治以滋补肝肾，益气养阴，并将这一治则贯穿于本案病例的整个治疗过程中，固守原治则，兼予养血安神，祛风除湿等治法，经治主症缓解，血液检查正常，临床获良好疗效。

（2）孟如教授临证中擅用异病同治法诊治多种疑难病证而获殊效。本案即为运用辨治系统性红斑狼疮证属气阴两伤证的经验方—“黄芪生脉二至饮”为主加味治疗显效的典型案例，体现出孟如教授临证思辨的灵活准确，反映了孟如教授运用方药的经验特色。

第三节　自身免疫性溶血性贫血

自身免疫性溶血性贫血（autoimmune hemolytic anemia，AIHA）是免疫性溶血性贫血中最常见的一种类型，也称获得性免疫性溶血性贫血。该病由于血液中出现抗自身红细胞的免疫抗体，导致红细胞破坏、寿命缩短而产生溶血性贫血。

一、发病机制

根据致病抗体作用于红细胞最佳活性温度可将 AIHA 分为 3 类：①温抗体型（wAIHA）：自身抗体与红细胞反应最佳温度为 37℃，抗体主要为 IgG 型；②冷抗体型：包括冷凝集素综合征（CAD）和阵发性冷性血红蛋白尿症（PCH）。自身抗体与红细胞反应最佳温度为 0～5℃，抗体为冷凝集素（IgM 型）或冷热溶血素（D～L 抗体，IgG 型）；③混合型：自身抗体为 IgG 温抗体和冷凝集素并存。自身抗体的分型与本病的疗效和预后有关。

中医学无自身免疫性溶血性贫血相应的病名，按其临床表现可将其归为“血虚”“萎黄”“黄疸”“虚劳”等范畴。患者素有先天禀赋不足，加之外感“毒邪”入里化热，湿热相搏，困遏脾土，水谷精微不能化赤生血；壅塞肝胆，疏泄失常，迫使胆汁外溢，熏蒸发黄；病久气血亏少，运行不畅而致瘀血阻络的本虚标实之候。

二、诊断要点

AIHA 的诊断通常是基于以下几方面的实验室检查结果：正细胞性或大细胞性贫血；网织红细胞增多；血清结合珠蛋白降低，乳酸脱氢酶升高，间接胆红素升高以及直接抗人球蛋白试验阳性。诊断时必须排除药物诱发的溶血性贫血、淋巴增殖性疾病等。一些常规检查包括腹部CT(检查有无脾大、腹腔淋巴瘤、卵巢囊肿及肾细胞癌等)、免疫球蛋白定量检测，温抗体型患者还要除外系统性红斑狼疮，冷抗体型还要测定单克隆免疫球蛋白固定电泳。可引起AIHA的疾病很多，最常见的包括淋巴增殖性疾病和免疫性疾病。

中医分期：

1. 急性溶血发作期　临床多表现为尿色发黄，目黄身黄，口渴不欲饮，腰背酸痛，大便干燥，舌红苔黄等以黄疸为主的本虚标实证。

2. 溶血非发作期　患者面色多呈皖白或萎黄，伴气短乏力，心悸头晕，自汗，神疲懒言，尿色多清，舌体胖大，舌质淡，舌苔薄白或微腻，脉象多呈细脉。

3. 免疫过度抑制合并免疫性血小板减少阶段　怯寒肢冷，腰酸乏力或腹有癥积，胁肋作胀，舌质黯，或有瘀斑等阳虚合并血瘀的症状。

辨证分型：

1. 湿热内蕴证　白睛、皮肤发黄，尿色如茶或深如酱油，或有发热，口渴而不思饮，腰背酸痛，便干，心悸气短，头晕乏力，舌质淡，苔黄腻，脉濡数。

2. 气血两虚证　面色皖白或萎黄，气短乏力，心悸头晕，自汗，神疲懒言，口唇色淡，兼有湿热者，白睛可有轻度发黄，舌体胖大，舌质淡，苔薄白或微黄腻，脉细。

3. 脾肾亏虚证　面色皖白，头晕耳鸣，纳少便溏，腰膝酸软；偏于阴虚者，五心烦热，舌质红，少苔，脉细数；偏于阳虚者，怯寒肢冷，舌体胖大，边有齿痕，苔白，脉细弱。

4. 瘀血阻络证　面色晦黯，头晕乏力，腹中癥块，午后低热，或形体消瘦，毛发不荣，肌肤甲错，或肢体疼痛，或腹部刺痛，舌质淡或淡紫，苔薄，脉细涩。

三、治疗

现代医学治疗：主要采用糖皮质激素、免疫抑制剂、脾切除术等。

中医药治疗：本病以脾肾亏虚、正气不足为本，湿热、瘀血、毒邪为标，互为因果，贯穿于整个病程。但因个体差异及药物的干预，在疾病的不同阶段正邪力量的对比有所变化，或以本虚为主，或以邪实为重，或本虚标实并重，故本病的治则为扶正固本兼祛邪实。

AIHA 之温抗体型者，早期治疗应清利湿热与补虚相结合；后期有癥块形成时，宜加用活血化瘀及软坚散结药物。其属冷抗体型者较为少见，发病时多有四肢寒冷，口唇、肢端发白或青紫等症，乃阳气本虚，复被寒湿侵袭所致，适当温阳活血，固表补肾。具体治疗分型：湿热内蕴证治以清利湿热，佐以活血，用清利湿热抗溶汤；气血两虚证治以益气养血，补精益髓，用益气养血抗溶汤；脾肾亏虚证治以健脾益气，滋肾填精，用补益脾肾抗溶汤；瘀血阻络证治以活血养血，祛瘀生新，用活血化瘀抗溶汤。

四、临证经验

孟如教授认为，本病不同发病阶段之归属有所不同。AIHA 急性发病者，临床表现以身黄、目黄、小便黄为主，甚者伴发热、畏寒，当属中医“黄疸”范畴；AIHA 发作间歇期，临床表现以面色苍白、头晕乏力等气血两虚症状为主，当属中医“虚劳”“血痹”范畴。诊断为 AIHA 的很多患者因其长期应用激素，到疾病晚期常可出现免疫活跃与免疫抑制并存的复杂局面。针对此种局面，孟如教授常同时使用补脾益肾类以及养阴清热类中药，全面调控机体的免疫稳态。

五、临证验案

陈某，女，30 岁，2008 年 11 月 27 日初诊。

主诉：乏力 8 月余，加重伴心悸、烘热 2 月。

现病史：今年 3 月初因体检发现全血细胞减少，脾脏大，自觉疲乏无力感，入住昆明某医院经骨髓穿刺等检查确诊为自身免疫性溶血性贫血，服泼尼松每日 12 片等药治疗后，逐渐减量至每日 8 片，症状改善不明显。近 2 个月来自觉乏力感加重，时有心悸，气短烘热，出汗等症，遂要求配合中药治疗。

刻下症：全身乏力，时热，出汗，咽干口燥，纳食尚可，眠安，二便调。察见精神倦怠，颜面潮红，双手小鱼际肌处皮肤发红，唇干色淡，舌质淡，苔薄白，脉细滑数。

辅助检查：血常规：WBC 1.92×10^{9}/L↓，N 41.7%↓，L 44.8%↑，RBC 3.4×10^{12}/L↓，HGB 101g/L↓，PLT 70×10^{9}/L↓，PDW0↓，MPV0↓；免疫学检

查：SSA/R060KD（+），补体，免疫球蛋白正常；尿常规：隐血（+），RBC（+）；B超：脾大；胃镜：慢性浅表性胃炎，十二指肠炎，胃黏膜贫血相。

西医诊断：自身免疫性溶血性贫血。

中医诊断：虚劳（阴虚内热，气血两亏证）。

治法：养阴益气，补血清热。

处方：

方一：黄芪生脉二至饮合青蒿鳖甲汤加味。黄芪30g，太子参25g，麦冬15g，五味子10g，女贞子15g，旱莲草15g，青蒿15g，制鳖甲25g，生地黄15g，知母12g，牡丹皮10g，生龙骨、生牡蛎各30g。5剂，每剂水煎3次，将药液混合后，分5次口服，1天半服1剂。

方二：当归芍药散合青蒿鳖甲汤加减。当归15g，杭芍15g，川芎12g，白术15g，茯苓30g，泽泻30g，青蒿15g，制鳖甲25g，生地黄15g，知母10g，莪术15g，鸡内金10g。5剂，每剂水煎3次，将药液混合后，分5次口服，1天半服1剂。

嘱一、二方交替水煎服，连服1个月以上。并嘱卧床休息，避免劳累；注意饮食调养，多进食富含蛋白质类食物，饮食清淡，忌食辛辣香燥之品；注意起居，避免受凉感冒；保持心情愉快，树立战胜疾病的信心。

二诊（2009年1月8日）：服药后全身乏力感减轻，心悸、烘热、出汗、咽干口燥等症稍减，活动量大时感乏力，纳眠可，二便调。精神稍差，颜面稍红，唇干色淡，舌淡苔白，边有齿印，脉细滑，化验血常规：WBC 2.2×10^9/L↓，N 56%↓，L 35.5/L↑，RBC 3.06×10^{12}/L↓，HB 92g/L↓，PLT 79×10^9/L↓。为气虚得补，阴虚内热仍存，故宜加强滋阴清热之力，并予调养气血，补益肝肾。

处方：

方一：犀角地黄青蒿鳖甲汤合知柏地黄丸。水牛角50g，生地黄15g，杭芍15g，牡丹皮10g，知母12g，制鳖甲25g，青蒿15g，焦柏12g，怀山药30g，枣皮15g，茯苓30g，泽泻30g。5剂，每剂水煎3次，将药液混合后，分5次口服，1天半服1剂。

方二：当归芍药散合二至丸加味。当归15g，杭芍15g，川芎12g，白术15g，茯苓30g，泽泻30g，女贞子15g，旱莲草15g，鸡血藤膏30g，茵陈15g，五味子10g。5剂，每剂水煎3次，将药液混合后，分5次口服，1天半服1剂。连服2月，余嘱同前。

三诊（2009年9月25日）：服药后乏力感、烘热、出汗等症明显减轻，精神好转。患者自行将初诊及二诊共4个处方连续交替煎服至今，泼尼松减量为每日1片，已服3月。现偶感烘热，咽干，时感头晕，气短，纳眠可，二便调。双手小鱼际肌皮肤微红，唇色淡红，舌脉同前。复查血常规：WBC 3.6×10^9/L↓，N 47%↓，L 51%↑，余均正常。患者主症明显减轻，激素减量，病情好转；但因病久气虚血亏一时难复，此诊以气阴亏虚，兼血虚为主。故予益气养阴，补血升阳法治之。

处方：

方一：黄芪生脉二至饮加味。黄芪18g，太子参25g，麦冬15g，五味子10g，女贞子15g，旱莲草15g，茵陈15g，柴胡12g，乌梅10g，鸡血藤膏30g，生龙骨、生牡蛎各30g，甘草3g。5剂，每剂水煎3次，将药液混合后，分5次口服，1天半服1剂。

方二：益气聪明汤加味。黄芪20g，太子参25g，当归15g，柴胡12g，白术15g，川芎12g，葛根30g，焦柏12g，蔓荆子12g，炙黄精30g，炙升麻12g，甘草3g。5剂，每剂水煎3次，将药液混合后，分5次口服，1天半服1剂。

按语：

（1）本案患者为已婚年轻女性，主诉乏力8个月余，加重伴心悸、烘热2个月。血液化验为全血下降，西医诊断为自身免疫性溶血性贫血。女子以血为本，该患者素有阴血亏虚，久生内热，加之病久耗伤元气、真阴，致血、气、阴精皆虚而发病。孟如教授以养阴益气，补血清热为基本治法，并随证灵活变化。经治主症明显减轻，血液检查除白细胞偏低外，其余恢复正常，病情好转，临床获良好疗效。

（2）《温病条辨》记载："夜热早凉，热退无汗，热自阴来者，青蒿鳖甲汤主之。"在本案的治疗中，孟如教授辨证运用多个经方联合配伍组成新方"黄芪生脉二至饮合青蒿鳖甲汤加味""当归芍药散合青蒿鳖甲汤加减""犀角地黄青蒿鳖甲汤合知柏地黄丸""当归芍药散合二至丸加味"等，并加用鸡血藤膏30g以补血、活血。诸方药共奏养阴益气，补血清热之效，治疗故获显效。此体现出孟如教授临证思维的准确性和灵活性，反映了孟如教授运用方药的经验特色。

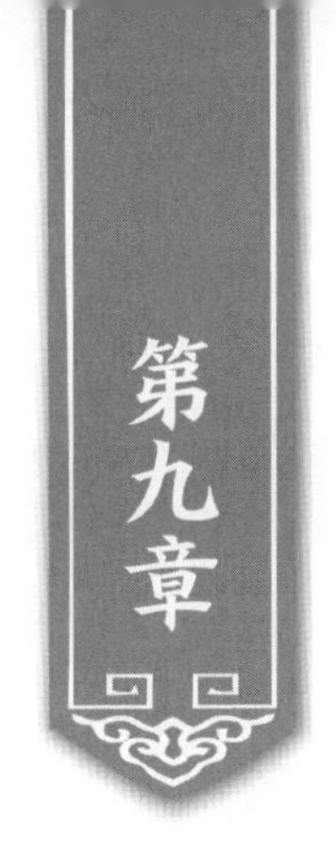

其　他

第一节　僵人综合征

僵人综合征（stiff-person syndrome，SPS）是一种自身免疫性疾病，以身躯中轴部位肌肉进行性、波动性僵硬，伴阵发性痉挛为特征的中枢神经系统少见疾病。患者体内可检出自身免疫抗体，并伴有其他自身免疫病，临床表现为全身肌肉发生持续性或波动性僵硬、腹肌发硬，少数病人有吞咽困难、胸锁乳突肌紧张等症状。僵人综合征需长期治疗，以减轻或维持现有症状，主要以提高生活质量为治疗目标，一般以药物治疗为主。本病可分为典型僵人综合征、变异型僵人综合征。

一、发病机制

该病病因及发病机制尚未完全明确，目前发现主要与遗传、肿瘤、自身免疫等因素有关。本病为罕见常染色体显性遗传病，具有一定的家族聚集现象；部分患者会伴发乳腺癌、淋巴瘤、肺癌等恶性肿瘤，因此有部分学者称其为一种副肿瘤综合征，发病可能与肿瘤病变有关。僵人综合征患者常伴有恶性贫血、1 型糖尿病、甲状腺炎、肾上腺功能不全、白癜风，以及垂体前叶功能减退症、慢性肾上腺皮质功能减退症。提示，自身免疫性疾病也许也会导致僵人综合征。

中医古籍并无僵人综合征的病名记载。因其发病时可见腰背部疼痛、肢体痉挛僵硬等主要症状，故可属中医“腰痛”“痉证”等范畴。因其好发于人体中轴部，可从督脉、膀胱经论治。又因肾主骨，腰为肾之府；肝肾乙癸同源；脾主四肢肌肉；故亦从脾、肝、肾论治。本病病位在肝、脾、肾，病性有实有虚，也有虚实夹杂者。本病病机不外“不通则痛”及“不荣则痛”虚实两端。“血得温则行，得寒则凝”，而寒主“收引”，其性为痛，因此寒、疼痛和血运不畅往往相伴而行，相互作用和影响，故祛除寒邪则血运改善，气血顺畅则肢体如常。《景岳全书•痉证》提出“血液枯燥，所以筋挛”“筋急者当责其无血”“凡属阴虚血少之辈，不能养营筋脉。以致搐挛僵仆者，皆是此证”，认为痉证属筋脉之病，常由阴虚、精血亏虚不能滋养经筋所致。

二、诊断要点

典型 SPS 临床表现为：早期常为躯干肌群出现僵硬感和不适，但尚未影响日常生活，此外出现焦虑、恐惧等精神症状。噪声等刺激是病人发生痉挛的诱因，由于缺乏应激性反应，表现为如木头样、雕像样跌倒。中期常表现为受累受惊状态下近端肢体严重痛性痉挛，缓解迟缓，远端亦可受累，病人常伴抑郁症状。晚期常表现为几乎所有肌群严重受累，但不出现牙关紧闭，通常简单的日常生活亦明显受限。该类病人查体时常发现肌肉触诊呈木板样，伴肌张力增高、语调增强，感觉一般不受累。

变异性 SPS 常见的有僵肢综合征、婴儿僵人综合征、SPS- 小脑综合征、类肿瘤性 SPS、进展性脑脊髓炎伴僵直型、Am-phiphysin 抗体阳性 SPS 和 Gephyrin 抗体阳性 SPS。

三、治疗

本病的西医治疗以调节免疫及对症治疗为主。调节免疫疗法中常用方法及药物有：静脉注射免疫球蛋白、血浆置换、利妥昔单抗、甲泼尼龙等。对症治疗常用药物有：苯二氮䓬类药物及骨骼肌松弛药、抗惊厥药、肉毒素等。

中医治疗从脾、肝、肾辨证论治，在治疗此病时应注重培养精血。常用中药有桂枝、白芍、黄芪、白术、甘草、防风、桃仁、红花、当归、川芎、赤芍、熟地黄、独活、羌活等。可内服药物与外行理疗相结合使药效直达病所。其中针灸治疗时，因艾灸具有温经散寒、理气活血、通经活络、回阳救逆之功，配伍督脉的大椎、筋缩、腰阳关、命门艾炷灸，可使督脉经气通畅，继而温通一身之经气。

四、临证经验

僵人综合征病情复杂多变，孟如教授认为肝肾不足为其病之本源。在病变的某一阶段上，或兼风湿热盛，或兼热毒炽盛，或因脾虚痰内阻，或肝肾气阴两虚，或阴阳两虚为主，治疗上各有侧重。如风湿热盛者予四妙散或桂枝芍药知母汤合九味羌活汤加减，热毒炽盛者予犀角地黄汤合四妙散加减治之，脾虚痰湿内阻者予异功散合平胃散加味治之，肝肾气阴两虚者予二至丸合生脉饮加味治之，阴阳两虚者予六味地黄二至汤合金刚丸加减治之。

五、临证验案

朱某，男，43岁，2018年4月27日初诊。

主诉：腰部僵硬反复4年余。

现病史：患者于2014年无明显诱因出现腰痛、弯腰困难、下肢无力，未予重视，曾至当地诊所就诊，予中药外敷治疗（具体不详）等，上述症状未见明显缓解，后至当地医院就诊，均以腰椎间盘突出症诊治，自觉疗效不佳。于2016年2～4月先后至当地某中医院住院治疗，行相关检查后确诊为僵人综合征，中医诊断为痿证（痰瘀滞络）。出院后遵医嘱规律口服地西泮片每次1片，每日两次，巴氯芬每次1/2片，每日3次，泼尼松每日4片，氯化钾每日1片，硫糖铝每日1片，葡萄糖酸钙每日1片。2018年4月至某医院诊治，方选补中益气汤加减，方中药物有：黄芪、白术、蜜升麻、甘草、党参、柴胡、陈皮、薏苡仁、土茯苓、郁金、香附，自觉服用中药后效果不佳。既往有抑郁症病史20余年，甲亢病史20余年。家族史：母亲患有精神分裂症，其兄弟姐妹均患有桥本氏甲亢病史。

刻下症：腰部疼痛，遇寒加重，得温痛减，走路时自觉下肢无力，行走不稳，坐下后站立时自觉头晕，稍微走动后易出汗，畏寒明显，饮食偏少，情绪较焦虑，易激动，对周围环境较敏感，不喜与人交谈，眠差、早醒，小便偏黄，大便干燥。从发病至今体重减少约20kg。舌苔白厚腻，脉濡。

西医诊断：僵人综合征。

中医诊断：腰痛（风寒湿痹阻证）。

治法：祛寒除湿，疏肝解郁，填精补肾，强筋壮骨。

处方：

方一：肾着汤、平胃散合柴胡疏肝散加减。甘草3g，干姜12g，苍术15g，陈皮12g，厚朴12g，柴胡12g，白芍30g，枳实15g，香附12g，川芎12g，茯苓30g。3剂，每剂水煎3次，将药液混合后，分5次口服，1天半服1剂。

方二：肾着汤、温胆龙牡汤合金刚丸加减。陈皮12g，茯苓12g，甘草3g，法半夏15g，竹茹5g，生龙骨30g，生牡蛎30g，炙远志12g，石菖蒲12g，太子参25g，枳实12g，苍术15g，萆薢30g，杜仲15g，菟丝子15g，怀牛膝18g。3剂，每剂水煎3次，将药液混合后，分5次口服，1天半服1剂。

电话随访，自述腰部疼痛较前减轻，下肢无力、行走不稳好转，饮食改善。

按语：患者为中年男性，腰部疼痛，遇寒加重，得温痛减，舌苔白厚腻，寒湿不化，濡脉主虚证又主湿，辨证为寒湿腰痛，方用肾着汤加减，又名甘草干姜茯苓白术汤。《金匮要略》曰："肾着之病，其人身体重，腰中冷，如坐水中，形如水状，反不渴，小便自利，饮食如故，病属下焦，身劳汗出，衣里冷湿，久久得之，腰以下冷痛，腹重如带五千钱，甘姜苓术汤主之。"所治肾着之病，由脾虚运利水湿失职、寒湿之邪留着于肾引起，故肾病脾药，取培土制水之意。患者情绪波动明显，加之处于冬季，肝脾失调，脾主湿，主运化，木郁，脉症不符，面色为脾虚之象，脉濡主湿，苔过于厚腻。舌苔厚腻究其原因不外有三：一则长期抽烟，常伴晨起咳嗽；二则长期大量饮酒；三则素体脾胃虚弱，水湿不运，胃尚能受纳，然脾不能运化。故用平胃散合柴胡疏肝散加减以疏肝解郁；温胆龙牡汤合金刚丸加减以填精补肾、强筋壮骨，扶正即所以祛邪。

第二节　干燥综合征

干燥综合征（sjögren syndrome，SS）是一种主要累及外分泌腺体的慢性系统性自身免疫性疾病，超过80%的SS患者伴口干眼干、疲劳和关节疼痛等症状，严重影响其生活质量。该病可单独发病，也可与一些器官特异性自身免疫性疾病并发，例如甲状腺炎、原发性胆汁性肝硬化或胆管炎，上述情况均被称为原发性干燥综合征（pSS）。当该疾病与另一种系统性自身免疫疾病并发时，例如类风湿关节炎、系统性红斑狼疮、硬皮病或皮肌炎，则被称为继发性干燥综合征（sSS）。

一、发病机制

研究发现，原发性干燥综合征绝大多数是自身免疫性疾病，遗传因素和环境因素共同参与其发病。病毒与该病发病有关，如EB病毒、逆转录病毒和丙型肝炎病毒等。环境因素包括年龄增长、现代生活方式、体力活动不足、子宫内环境等与继发性干燥综合征的发生密切相关，与自身免疫相关。

根据临床表现，中医学将其归于“燥证”范畴。中医认为燥证的病机在于阴液不足、燥邪外侵，后世医家在前人的经验上不断完善、总结，认为干燥综合征的病机以阴虚为本，燥邪为标，虚燥瘀毒互结，进而导致疾病的发生。

二、诊断要点

本病多起病隐匿，临床表现多样，病情轻重差异很大。局部表现：口干燥症，猖獗性龋齿，腮腺炎，舌痛；干燥性角结膜炎；以及鼻、硬腭、消化道黏膜、阴道黏膜等浅表部位外分泌腺体受累表现。系统表现为全身症状如乏力，发热等，约 2/3 患者出现以下系统损害：皮肤的局部血管炎，骨骼肌肉病变，肾损害，肺间质性病变，胃肠道病变，血液系统病变。

中医药治疗主要分以下四证：

1. 燥伤肺阴、肺气痹阻证　咽痒干咳，胸闷短气，痰少黏稠不易咯出，或痰中夹血，量少色暗；或声音嘶哑，鼻干少涕，或午后颧红，潮热盗汗，手足心热，神疲胁痛，日渐消瘦，皮毛干燥，或局部肌肤麻木不仁。舌红苔少津，或舌光剥，脉细数或沉涩。

2. 燥伤心阴、心脉痹阻证　心悸怔忡，烦躁不宁，惊惕不安，多梦易醒，胸闷钝痛，或灼热疼痛，或痛引肩背及臂内侧，时发时止。口舌干燥，手足心热，盗汗。舌红少津，或有瘀斑，无苔或少苔，或舌光剥，脉细数或细涩兼结、代。

3. 燥伤胃阴、脾虚肌痹证　饥不欲食，或食入不化，胃脘嘈杂，或隐隐作痛，或呃逆干呕，口眼干燥，心烦意乱，或大便燥结，形体消瘦，甚则肌肉萎缩、四肢无力、举步不健。舌质黯红少津，或舌质剥裂，苔薄黄或无苔，脉细数或细涩。

4. 燥伤肾肝之阴、筋脉痹阻证　头痛眩晕，面部烘热，两目干涩，口干咽燥，唇赤颧红；筋惕肉瞤，关节疼痛，屈伸不利；烦躁易怒，两胁疼痛，五心烦热，潮热盗汗，失眠多梦，便秘尿赤，形体消瘦，女子月经量少或闭经。舌红少津，或舌质黯红或瘀紫，少苔无苔或花剥苔，脉细数或沉涩。

三、治疗

该病为慢性疾病，现代医学目前尚无根治方法，但也有可能完全停药。轻者只需对症治疗，而重者需要大剂量糖皮质激素，甚至化疗药物治疗。

中医药治疗主要分以下四证：

燥伤肺阴、肺气痹阻证治以生津润燥、轻清宣肺，方为清燥救肺汤加减。燥伤心阴、心脉痹阻证治以益气养阴、生津润燥，方为生脉散合一贯煎加减。燥伤胃阴、脾虚肌痹证治以养脾益胃、生津润燥，方为养脾润胃汤加减。燥伤肾肝之阴、筋脉痹阻证治以滋阴润燥、荣筋通络，方为知柏地黄丸加减。

四、临证经验

孟如教授治疗自身免疫性疾病善用养阴生津类方，如二至丸、六味地黄丸等，再如青蒿鳖甲汤具有养阴透热之功。孟如教授临床上常用此方治疗长期低热患者，均取得良好疗效。酸枣仁汤具有养血安神、清热除烦之功，逍遥散具有疏肝解郁、养血健脾之效，孟老常辨证择以上一方用于患病后出现焦虑抑郁情绪的患者。自身免疫性疾病病程长，病情容易反复，易出现心烦、焦虑、失眠等不良情绪，此时应辨证选用酸枣仁汤或逍遥散以改善患者不良情绪。

五、临证验案

贺某，女，71岁，2018年9月15日初诊。

主诉：口干、眼干、鼻干伴反复前阴灼热2年余。

现病史：患者自诉2016年9月因查出肺纤维化伴干咳，遂至当地医院就诊，查SSA（+），诊断为干燥综合征，予口服羟氯喹每日1片，泼尼松每日6片，后逐减至每日半片。2017年5月在某医院行相关检查后诊断为甲状腺功能减退症，口服优甲乐每日1/4片。于7月无明显诱因患者体重由原64kg降至48kg，遂到某医院风湿科住院治疗，诊断为“桥本氏甲状腺炎”，调整优甲乐至每次3/4片，经治疗后症状缓解出院。2018年上半年，患者无明显诱因出现腰痛，左下肢小腿麻木，活动后加重，辅助检查腰椎X线片提示：腰椎间盘2/3、3/4椎间盘突出，压迫脊神经；左下肢血管B超提示：下肢静脉栓塞可能；肌电图检查：无异常。

刻下症：前阴灼热，活动后加重，眠差，口服艾司唑仑片可睡4～5小时，多梦，易醒，醒后难以入睡，纳可，二便调。舌红苔少，脉弦细。身高158cm，体重50kg。

西医诊断：干燥综合征。

中医诊断：燥痹（阴虚内热、热扰心神证）。

治法：养阴透热，清热安神。

处方：

方一：青蒿鳖甲汤、增液汤合酸枣仁汤加减。青蒿30g，制鳖甲30g，牡丹皮10g，玄参15g，麦冬15g，生地黄15g，天花粉15g，酸枣仁30g，知母10g，茯神30g，川芎12g，甘草3g。3剂，每剂水煎3次，将药液混合后，分5次口服，1天半服1剂。

方二：一贯煎合青蒿鳖甲汤加减。丹参30g，生地黄15g，沙参30g，枸杞12g，麦冬15g，川楝子12g，青蒿15g，鳖甲30g，知母10g，牡丹皮10g，龟甲30g，牡蛎30g。3剂，每剂水煎3次，将药液混合后，分5次口服，1天半服1剂。

服药后前阴灼热感消失，睡眠改善。

按语：“燥盛则干”，干燥综合征临床常见阴虚火旺证。《素问•气交变大论篇》曰：“岁金太过，燥气流行，肝木受邪。民病两胁下少腹痛，目赤痛眦疡……肃杀而甚，则体重烦冤，胸痛引背，两胁满且痛引少腹……甚则喘咳逆气，肩背痛，尻阴股膝髀腨胻足皆病。”说明燥气致病的演变过程，从目干涩痛到肢体疼痛，肺、肝等重要脏器损伤，与干燥综合征的后期可并发自身免疫性肝炎和间质性肺炎，导致器官衰竭而亡有一定程度的重叠。结合该患者反复前阴灼热，可推断病位在肝，因肝经“绕阴器、循少腹、布胁肋”“肝体阴而用阳”，肝虽贮藏血液，但肝气易亢，动则生阳，故出现前阴灼热，活动后加重；阴虚内热，热扰心神，则眠差，多梦，易醒，醒后难以入睡。结合患者舌脉象，四诊合参，辨为阴虚内热、热扰心神证，治以养阴透热、清热安神，方选青蒿鳖甲汤、一贯煎、增液汤合酸枣仁汤。方一治病求本，予青蒿鳖甲汤、增液汤合酸枣仁汤加减，滋阴清热、安神润燥，全面治疗。方二从肝论治，予一贯煎合青蒿鳖甲汤加减。丹参一味，功同四物，故易当归为大剂量丹参30g，使阴血充足，则阳气不亢，其凉润之性，甚合病机。方中三甲（鳖甲、龟甲、牡蛎）滋阴收敛，滋补肝肾，恰合本证。

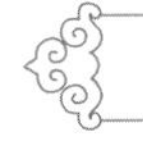
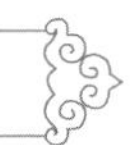

第三节 霍奇金淋巴瘤

霍奇金淋巴瘤（Hodgkin lymphoma，HL）是一种独特的淋巴系统恶性疾病，开始常发生于一组淋巴结，然后扩散到其他淋巴结或结外器官、组织。男性多于女性。

一、发病机制

目前为止，霍奇金淋巴瘤的病因病机还不明确，一般感染、遗传、职业、免疫功能失调和生活方式容易导致霍奇金淋巴瘤，青年人、有家族遗传病史的人易患此病，诱发因素包括环境、化学物质、年龄等。

依据淋巴瘤的临床表现，可归属于中医“瘰疬”“马刀”“侠瘿”“痰核”“失荣”“石疽”“积聚”等范畴。

二、诊断要点

约 90% 的 HL 以淋巴结肿大为首发症状，多起始于一组受累的淋巴结，以颈部和纵隔淋巴结最常见，随着病情进展可逐渐扩散到其他淋巴结区域，晚期可累及脾、肝、骨髓等。患者初诊时多无明显全身症状，20%～30% 的患者可伴有不明原因的发热、盗汗和体重减轻，还可有瘙痒、乏力等症状。

三、治疗

初治患者的一线化疗方案包括 ABVD 方案、StanfordV 方案或 BEACOPPesc 方案。复发 / 难治患者接受二线治疗方案包括 DHAP 方案、DICE 方案、ESHAP 方案、GDP 方案、GVD 方案、ICE 方案、IGEV、miniBEAM 方案和 MINE 方案等。对于一般状态好的年轻患者，解救治疗缓解后，应该选择高剂量化疗联合自体造血干细胞移植作为巩固治疗，对于初治时未曾放疗的部位，也可放疗。对于复发 / 难治患者可以选择程序性细胞死亡蛋白 1 单抗作为解救治疗。对于 CD30 阳性的复发 / 难治患者，可选择 CD30 单抗。

淋巴瘤常见中医证型为虚实夹杂，多为两种或多种证候要素组成的复合证候。中医治疗本病多从祛痰、化瘀、扶正入手。目前中医治疗淋巴瘤主要在减轻内科治疗和放疗后的不良反应，改善食欲、体力及免疫低下等方面发挥辅助治疗的作用，对终末期患者起支持治疗的作用。适应人群：内科治疗及放疗期间、治疗后恢复期及晚期患者。治疗方法：口服汤药、中成药、中成药制剂及外敷、针灸等其他中医疗法。其终极目的是改善症状，提高生活质量。

四、临证经验

孟如教授认为逍遥散调肝脾，调畅情志。中医对于调节人的情志这一点来谈，是很成功的。情志是脏腑功能的反应。比如这个人肝病，肝火旺，情绪就暴躁，这就把情绪和脏腑联系在一起。脏腑是物质基础，情志是其的表现，因此在调理情志的时候要注意脏腑的虚、实、盛、衰的情况。这个思想是形神合一，非常重要。

五、临证验案

张某，男，22 岁。2018 年 12 月 28 日初诊。

主诉：发现多发淋巴结肿大 8 月余。

现病史：患者于 2018 年 2 月肉眼发现右侧锁骨上区淋巴结肿大，自行触摸发现两侧锁骨上区多个散在淋巴结不同程度肿大，无明显压痛，遂至某医院就诊，经病理活检后确诊为经典型霍奇金淋巴瘤（结节硬化型）。患者至肿瘤医院检查 PET/CT 示：①右侧下颈部、双侧颈根部、双侧锁骨上区、纵隔内及心包旁多发肿大淋巴结伴代谢增高，符合淋巴瘤。②右肺中叶及左肺上叶下舌段多发结节影，部分较大病灶伴代谢增高，考虑淋巴瘤肺浸润。③鼻炎腔左侧壁伴代谢增高，多考虑炎性病变，淋巴瘤待排，建议临床详查。④脾脏大。于 3 月至 9 月先后行 6 次化疗，中间暂停 2 月后，于 11 月继续化疗（先后共进行 7 个疗程，每个疗程 2 次）。化疗期间出现恶心、脱发，现缓解。现化疗用药物为注射用达卡巴嗪 200mg、西咪替丁注射液 0.4g、注射用还原型谷胱甘肽 1.8g、注射用环磷腺苷 80mg、注射用盐酸托烷司琼 5mg、维生素 B6 注射液 0.2g。

刻下症：平素易外感，气候寒冷时鼻炎易复发，胸前、背部、面部较多散在暗红色痤疮、痘痕，纵隔内、双侧肺门及右侧腋窝小淋巴结缩小，无明显压痛，无全身瘙痒，无发热、乏力，纳眠可，二便调。舌淡红边有齿印，苔白，脉弦细。发病至今体重增加 10kg。

辅助检查：2018 年 3 月 12 日 PET/CT 示：①右侧下颈部、双侧颈根部、双侧锁骨上区、纵隔内及心包旁（最大者 2.6cm × 1.3cm，SUV 最大值 7.9）多发肿大淋巴结伴代谢增高，符合淋巴瘤。②右肺中叶（内侧段最大，大小约 2.4cm × 1.9cm，SUV 最大值 15.7）及左肺上叶下舌段多发结节影，部分较大病灶伴代谢增高，考虑淋巴瘤肺浸润。③鼻炎腔左侧壁伴代谢增高，多考虑炎性病变，淋巴瘤待排，建议临床详查。④脾脏大。2018 年 11 月 30 日 PET/CT 示：①现纵隔内、双侧肺门及右侧腋窝小淋巴结显示，较前次缩小，未见代谢增高，考虑炎性。②右肺中叶及左肺上叶多个结节影，未伴糖代谢增高，大致同前；脾脏增大，大小无明显变化，未见代谢增高。③原甲状腺双侧叶条片状代谢增高影，考虑为炎性，大致同前。④左侧上颌窦及左侧筛窦炎症。⑤乙状结肠局部肠壁片状糖代谢增高影，考虑炎性病变或生理性摄取。

西医诊断：经典型霍奇金淋巴瘤（cHL）（结节硬化型）IVEA 期。

中医诊断：痤疮（气阴两虚，痰瘀互结证）。

治法：益气养阴，化痰祛瘀。

处方：

方一：逍遥散加减。当归 30g，赤芍 15g，茯苓 30g，白术 15g，柴胡 12g，薄荷 12g，甘草 3g，荆芥 12g，桑叶 12g，白鲜皮 15g。3 剂，每剂水煎 3 次，将药液混合后，分 5 次口服，1 天半服 1 剂。

方二：二陈汤加减。白术 15g，茯苓 30g，太子参 30g，法半夏 15g，陈皮 12g，浙贝母 15g，柴胡 12g，牡蛎 30g，夏枯草 12g，黄芪 30g，当归尾 12g。3 剂，每剂水煎 3 次，将药液混合后，分 5 次口服，1 天半服 1 剂。

电话随访，自述面部痤疮变少，颜色变淡；淋巴结肿大较前变化不明显。

按语：《素问·病机气宜保命集》云："疮疡者……受持如虚，言内结而发诸外，未知从何道而出，皆是从虚而出也。"本例患者淋巴结肿大，责之为痰瘀互结，日久阻滞气机，最终导致气阴两虚。"气行则血行，气滞则血瘀"，血瘀肌肤，则胸前、背部、面部较多散在暗红色痤疮、痘痕；舌边有齿印，乃气虚之征；脉弦细，弦主寒痛，与肝有关，细主阴血不足；舌脉提示气阴两虚。患者虽无气虚之象，亦应重视调理脏腑气血阴阳。本病痰瘀互结为标，气阴两虚为本，故应标本同治。方一为逍遥散加减，因无明显热象，故不予加丹栀。方二标本同治，化痰祛瘀，调理脾胃，以绝生痰之源。参、芪同用，补气之力宏。服药后舌边齿印渐小，痘印、痤疮渐消，提示病情好转。改善症状，提高生活质量是终极目标。

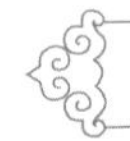

第四节 套细胞淋巴瘤

套细胞淋巴瘤（mantle cell lymphoma，MCL）起源于淋巴结和淋巴组织，属于非霍奇金淋巴瘤分型中的B细胞侵袭性淋巴瘤，恶性度较高，其发生大多与免疫应答过程中淋巴细胞增殖分化产生的某种免疫细胞恶变有关，属于免疫系统的恶性肿瘤。本病比较罕见，但是近年来有增长的趋势。发病原因不完全明确，仍在研究中，其主要临床表现是无痛性进行性淋巴结肿大和局部肿块。本病进展很快，预后较差，生存率较低。

一、发病机制

研究认为，目前套细胞淋巴瘤病因和发病机制尚不明确，一般认为遗传因素和免疫因素共同起着重要作用，同时感染因素和病毒因素也受到关注。本病主要好发于老年人，且男性比例较高。

本病在中医里以“虚劳”多见，以脏腑亏损，气血阴阳虚衰，久虚成劳为主要病机，以五脏虚证为主要临床表现。虚劳的病因为禀赋薄弱、烦劳过度、饮食不节、大病久病、误治失治。虚劳的病损主要在五脏，尤以脾、肾为主。虚劳的病理性质主要为气、血、阴、阳的亏虚。由于虚损的病因不一，往往首先导致相关某脏的气、血、阴、阳的亏损，但由于五脏互关，气血同源，阴阳互根，所以在病变过程中常互相影响。

二、诊断要点

无痛性进行性的淋巴结肿大或局部肿块是淋巴瘤共同的临床表现，具有以下特点：①淋巴结、扁桃体、脾及骨髓是最易受到累及的部位，常伴全身症状。②多样性：组织器官不同，受压迫或浸润的范围和程度不同，引起的症状也不同。③随年龄增长而发病增多，男较女为多；除惰性淋巴瘤外，一般发展迅速。④对各器官的压迫和浸润较多见，常以高热或各器官系统症状为主要临床表现：胸部以肺门及纵隔受累最多，半数有肺部浸润或胸腔积液，可致咳嗽、胸闷、气促、肺不张及上腔静脉压迫综合征等。累及胃肠道，临床表现有腹痛、腹泻和腹部包块。

中医以气血阴阳为纲、五脏虚证为目，将其证候分为气虚、血虚、阴虚、阳虚。

三、治疗

现代医学认为对 MCL 患者应进行全面检查，准确分期，发生母细胞改变或有中枢神经系统症状者应进行脑脊液检查，对于拟诊为Ⅰ～Ⅱ期的患者，应进行内镜检查除外胃肠道侵犯。Ⅰ～Ⅱ期患者采用化疗 + 利妥昔单抗 + 放疗，或单纯放疗；Ⅱx、Ⅲ～Ⅳ期患者采用化疗 + 利妥昔单抗治疗；部分进展缓慢，呈明显惰性特征的患者，可观察等待。

中医治疗原则，根据“虚则补之”“损者益之”的理论，当以补益为基本原则。补益一是必须根据病理属性的不同，分别采取益气、养血、滋阴、温阳的治疗方药；二是要密切结合五脏病位的不同而选方用药，以加强治疗的针对性。

1. 肺气虚证　咳嗽无力，痰液清稀，短气自汗，声音低怯，时寒时热，平素易于感冒，面白，舌苔淡白，脉细弱。以补益肺气为治法，方以补肺汤加减。

2. 心气虚证　心悸，气短，劳则尤甚，神疲体倦，自汗，舌苔淡白，脉细弱。以益气养心为治法，方以七福饮加减。

3. 脾气虚证　饮食减少，食后胃脘不舒，倦怠乏力，大便溏薄，面色萎黄，舌苔淡白，脉细弱。以健脾益气为治法，方药以加味四君子汤加减。

4. 肾气虚证　神疲乏力，腰膝酸软，小便频数而清，白带清稀，舌质淡，脉弱。以益气补肾为治法，方以补元煎加减。

5. 心血虚证　心悸怔忡，失眠，健忘，多梦，面色不华，舌质淡红，苔少，脉细。以养血宁心为治法，方以养心汤加减。

6. 肝血虚证　头晕，目眩，胁痛，肢体麻木，筋脉拘急，或筋惕肉瞤，妇女月经不调甚则闭经，面色不华，舌质淡红，苔少，脉细。以补血养肝为治法，方以四物汤加减。

7. 肺阴虚证　干咳，咽燥，甚或失音，咯血，潮热，盗汗，面色潮红，舌质光红，少津，脉细数无力。以养阴润肺为治法，方以沙参麦冬汤加减。

8. 心阴虚证　心悸，失眠，烦躁，潮热，盗汗或口舌生疮，面色潮红。以滋阴养心为治法，方以天王补心丹加减。

9. 脾胃阴虚证　口干唇燥，不思饮食，大便燥结，甚则干呕，呃逆，面色潮红。以养阴和胃为治法，方以益胃汤加减。

10. 肝阴虚证　头痛，眩晕、耳鸣，目干畏光，视物不明，急躁易怒，或肢体麻木，或筋惕肉瞤，面潮红。以滋阴养肝为治法，方以补肝汤加减。

11. 肾阴虚证 腰酸，遗精，两足痿弱，眩晕，耳鸣甚则耳聋，口干，咽痛，颧红为主要表现，舌红少津，脉沉细。以滋补肾阴为治法，方以左归丸加减。

12. 心阳虚证 心悸，自汗，神倦嗜卧，心胸憋闷疼痛，形寒肢冷，面色苍白。以益气温阳为治法，方以保元汤加减。

13. 脾阳虚证 面色萎黄，食少，形寒，神倦乏力，少气懒言，大便溏薄，肠鸣腹痛，每因受寒或饮食不慎而加剧。以温中健脾为治法，方以附子理中汤加减。

14. 肾阳虚证 腰背酸痛，遗精，阳痿，多尿或不禁，面色苍白，畏寒肢冷，下利清谷或五更泄泻。舌质淡胖，有齿痕，以温补肾阳为治法，方以右归丸加减。

四、临证经验

孟如教授指出《金匮要略》的虚劳病和内科有别。内科的虚劳病皆为虚证，五脏的虚证，全以五脏的阴阳气血为纲，以五脏虚证为目；但是《金匮要略》不同，内科的虚证包含阴阳气血，但在治疗上《金匮要略》的虚证以肝旺为主，而且《金匮要略》的五脏之虚，重在脾肾，不是五脏都有，但是有虚中夹实的证候。

五、临证验案

罗某，男，73 岁，2018 年 8 月 31 日初诊。

主诉：体检发现脾大 1 年余。

现病史：2017 年 5 月因体检发现脾大、腹胀 2 月余，发热、盗汗 1 月余就诊于某医院，行淋巴活检、PET-CT 等相关检查后诊断为套细胞淋巴瘤Ⅲs 期 B 组，遂行八次化疗（R-CHOP 方案），在第七次化疗后胆囊炎发作，行胆囊切除术。2018 年 6 月，患者复查 PET-CT，提示病情进展。患者出现皮肤红斑、皮疹，颜面部浮肿，再次至当地医院住院治疗，并行 R-CHOP 方案化疗及相关辅助治疗，住院期间行骨髓穿刺活检（患者家属未提供检查结果）后出院。化疗结束至今，患者纳差，易泄泻。

刻下症：疲乏无力，口干，但欲漱水不欲咽，稍进食油腻食物即泄泻，音哑，偶有汗出，活动后加剧，偶咽痒咳嗽，咯少量黏痰，双膝酸软，无心慌及胸闷，纳眠尚可，小便调，便溏。舌红，边有齿痕，散在瘀点，脉细，右寸不足。

既往史：慢性咽炎病史数年，3 年前曾行白内障手术，2018 年行胆囊切除术，否认高血压、糖尿病及冠心病等慢性病史。

辅助检查：2018 年 6 月 19 日 PET-CT 示：①右颈部Ⅲ区、双颈部Ⅳ区、纵隔 1～8 组、右肺门、右侧腋窝、心包右后方、腹膜后、腹主动脉旁、肝门区、胰腺后方、腹盆腔、左侧髂血管旁、左侧腹股沟区多发肿大淋巴结影，考虑淋巴瘤进展；双侧颈部Ⅰ、Ⅱ区见多发小淋巴结影，糖代谢不高，考虑反应性增生。②左肺上叶前段结节状密度增高影，糖代谢轻度增高；左肺尖后段钙化灶；双肺下叶纤维条索影。③肝脏 S2、S3 段钙化灶。④双肾多发囊肿；左肾钙化灶。⑤脊柱退行性变。

西医诊断：套细胞淋巴瘤Ⅲs 期 B 组。

中医诊断：虚劳（肺脾两虚证）。

治法：益气养血，补肺健脾。

处方：

方一：当归补血汤合四君子汤加减。黄芪 30g，太子参 30g，当归 12g，白术 15g，茯苓 30g，炙甘草 5g，浙贝母 15g，牛蒡子 12g，蝉衣 10g，荔枝核 10g。3 剂，每剂水煎 3 次，将药液混合后，分 5 次口服，1 天半服 1 剂。

方二：六君子汤加减。法半夏 15g，苏条参 30g，枳实 15g，白术 15g，茯苓 30g，僵蚕 15g，浙贝母 15g，炙甘草 5g。3 剂，每剂水煎 3 次，将药液混合后，分 5 次口服，1 天半服 1 剂。

电话随访，患者自述疲乏无力、口干等症较前明显好转。

按语：该患者身患重病，年老体弱，正气不足，脏腑虚损，肺脾气虚之象尤显，故出现气不化津，津不上承之口干、但欲漱水不欲咽。患者气虚，脏腑功能减退，故神疲乏力；气虚卫外不固，肌表不密，腠理疏松，故汗出，劳则耗气，故活动后加剧；肺气亏虚，宣降失司，水津不布，湿聚成痰，故咳嗽咳痰；脾虚运化无力，水谷不化，加之胆囊切除术后，故稍进食油腻后易泄泻。右寸脉不足主肺气虚，结合舌象，辨为肺脾两虚证。《理虚元鉴》认为虚劳本于肺、脾、肾三脏，认为“肺为五脏之天，脾为百骸之母，肾为性命之根”“治虚二统，统之于肺、脾而已”，治以益气养血、补肺健脾。方选当归补血汤合四君子汤、六君子汤益气养血，加浙贝母、荔枝核等软坚散结之品以治标，诸药合用，标本兼治。

第五节　骨髓增生异常综合征

骨髓增生异常综合征（myelodysplastic syndromes，MDS）是一类造血干 / 祖细胞的恶性克隆增殖性疾病。遗传物质的不稳定性增加了 MDS 向急性髓系白血病转化的危险。该病在临床上以贫血、出血、感染为主要特征，以及转变为急性髓系白血病的危险性很高。

一、发病机制

原发性骨髓增生异常综合征的病因和发病机制尚不明确，继发性骨髓增生异常综合征见于烷化剂、拓扑异构酶抑制剂、放射线、有机毒物等密切接触者。骨髓增生异常综合征是起源于造血干细胞的克隆性疾病，异常克隆细胞在骨髓中分化、成熟障碍，出现病态、无效造血，并呈现高风险向急性髓系白血病转化趋势。部分骨髓增生异常综合征病人可发现造血细胞中有基因突变或表观遗传学改变或染色体异常或骨髓造血微环境异常，这些异常改变可能参与骨髓增生异常综合征的多因素、多步骤、连续动态的发生发展过程。

中医典籍中多根据症状将其诊断为“虚劳”“血证”“癥积”“内伤发热”等。“正虚邪实、虚实夹杂”是现今临床对该病病机较一致的看法。临床辨证参考血液学，通常认为外周血细胞减少为“虚”，骨髓原始细胞增多为“毒”。脾肾亏虚是本病发病的根本原因，邪毒内蕴为本病发病的关键原因，痰瘀内动为本病的变证。MDS 没有中医病名，而西医病名不能反映其中医本质，故经血液病专家讨论 MDS 可命名为“髓毒劳”，“髓”代表病位，“毒”代表病性，“劳”代表病状。

二、诊断要点

现代医学的诊断要根据病人血细胞减少和相应的症状及病态造血、细胞遗传学异常、病理学改变来确立。虽然病态造血是 MDS 的特征，但有病态造血不等于就是 MDS。MDS 的诊断尚无“金标准”，是一个除外性诊断，常应与慢性再生障碍性贫血、阵发性睡眠性血红蛋白尿症、巨幼细胞贫血、慢性髓系白血病等疾病鉴别。

中医辨证分型如下：

1. 肝失疏泄，气血失和型　主症：情志抑郁，胸胁或少腹胀痛，善太息，乏力、头晕、四肢酸软。次症：或见瘰疬，或见胁下癥块。妇女可见乳房胀痛，痛经，月经不调，舌苔薄白，脉弦或涩。

2. 脾虚失摄，生化乏源型　主症：面色苍白萎黄、乏力、头晕、心悸、纳差、四肢酸软、肢体萎软不用。次症：或见皮下瘀点瘀斑、尿血、便血，疲倦乏力、食少纳呆，腹痛喜暖喜按，大便溏质清稀或伴有周身浮肿，舌质淡暗，舌体胖大，舌边有齿痕，苔白腻，脉弱。

3. 肾精亏虚，髓血不生型　主症：腰膝酸软、齿摇发脱、耳鸣耳聋、面色㿠白、乏力、头晕、心悸。次症：或兼肾阳虚：畏寒，四肢冰冷，面色㿠白，腰痛喜暖，五更泄泻。或兼肾阴虚：形体羸瘦，五心烦热，潮热盗汗，舌红少津或少苔，脉细数。

三、治疗

现代医学疗法对于低危组 MDS 的治疗主要是改善造血、提高生活质量、采用支持治疗、促造血、去甲基化药物和生物反应调节剂等治疗，而中高危组 MDS 主要是改善自然病程、采用去甲基化药物、化疗和造血干细胞移植。

中医药分组治疗：相对低危组以脾肾亏虚为主，气阴不足，阴损及阳，精血不化，气血生化乏源而发病，常见有气血两虚、气阴两虚、脾肾亏虚，分别予归脾汤、大补元煎、六味地黄丸合四君子汤；相对高危组多以毒蕴为主，同时正虚邪伏，瘀而化热，热入骨髓，自骨髓向外蒸发，引动肝中伏火，耗伤精血而发病，多结合小剂量化疗治疗，以扶正祛邪为基础，重施以祛瘀解毒，见邪毒内蕴、气滞血瘀、肝肾阴虚等证，分别以普济消毒饮合青黄散、桃红四物汤、阳和汤、血府逐瘀汤、杞菊地黄丸治之。

四、临证经验

孟如教授认为黄芪与益气养阴之麦冬、五味子、生地黄、旱莲草等伍用，主治气阴两伤证，如黄芪生脉饮，处方：黄芪、党参、麦冬、五味子，具益气滋阴，养心补肺之功，常用于气阴两虚证。影响中药功效的诸多因素中，剂量的多寡尤为重要，也是历代医家学术思想传承的关键所在。孟如教授应用大剂量黄芪取其益气健脾的功效，常与甘草、白术、茯苓等配伍；小剂量配伍取其益气养阴的功效，常与麦冬、五味子、生地黄、旱莲草等为伍。

五、临证验案

杨某，男，66岁，2018年5月24日就诊。

主诉：乏力伴活动后心悸、气促2月余。

现病史：患者2月前无明显诱因出现乏力，活动后心悸、气促，病后于2018年4月9日至某医院血液内科住院治疗，入院诊断考虑：贫血查因：骨髓增生异常综合征？予输血、促造血、抗感染、中药，保护脏器功能等对症支持治疗，经治疗后患者乏力、心慌气短明显减轻，于4月18日出院。

刻下症：乏力、动则气促，时感心慌气短，口腔溃疡频发，自觉双膝关节疼痛，面色㿠白，眼睑浮肿，牙齿已全部脱落，纳眠可，二便调。舌胖、苔白腻，脉右脉弦细、左脉弦滑。

西医诊断：骨髓增生异常综合征？

中医诊断：虚劳（气血亏虚，肝肾不足证）。

治法：补气养血，滋阴柔肝。

处方：

方一：黄芪生脉饮加减。黄芪30g，潞党参30g，麦冬15g，五味子3g，炙瓜蒌壳10g，葛根30g，郁金15g，炒泽泻30g。3剂，每剂水煎3次，将药液混合后，分5次口服，1天半服1剂。

方二：当归芍药散加减。当归15g，川芎12g，杭芍30g，白术12g，泽泻30g，葛根30g，茯苓30g，黄芪45g。3剂，每剂水煎3次，将药液混合后，分5次口服，1天半服1剂。

方三：三才封髓丹加减。天冬15g，生地黄15g，潞党参30g，砂仁3g，黄柏12g，蜂房15g，葛根30g。3剂，每剂水煎3次，将药液混合后，分5次口服，1天半服1剂。

方一与方二交替服用，口腔溃疡发作时加服方三。服药后乏力气促等症减轻，口腔溃疡发作次数较前减少。

按语：本患者平素嗜烟酒，损伤脾胃，不能化生水谷精微，气血来源不充，脏腑经络失于濡养。气虚不能生血、血虚无以生气；气虚者，日久阳也渐衰；血虚者，日久阴也不足；阳损日久，累及于阴；阴虚日久，累及于阳。以致病势日渐发展，而病情趋于复杂。故一方选黄芪生脉饮益气滋

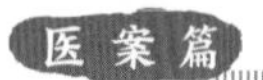

阴、补肺养心，加瓜蒌壳、郁金行气宽胸，葛根升阳，泽泻利水渗湿。患者乏力、眼睑浮肿，故二方予当归芍药散养血祛湿、调和肝脾。患者肾阴亏虚、阴虚火旺，口腔溃疡频发，故三方予三才封髓丹口服滋阴泻火。《医方集解》：此手足太阴少阴药也。天冬以补肺生水，人参以补脾益气，熟地以补肾滋阴。以药有天、地、人之名，而补亦在上、中、下之分，使天地位育，参赞居中，故曰三才也，加葛根改善心脏冠状动脉血液循环，对于患者老年男性冠心病史者有良好效果。全方用药兼顾各方各面，体现中医之整体思想。

第六节　帕金森叠加综合征

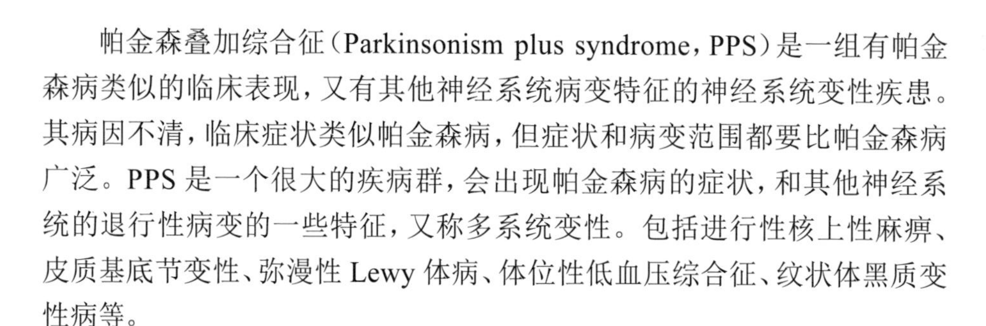

帕金森叠加综合征（Parkinsonism plus syndrome，PPS）是一组有帕金森病类似的临床表现，又有其他神经系统病变特征的神经系统变性疾患。其病因不清，临床症状类似帕金森病，但症状和病变范围都要比帕金森病广泛。PPS 是一个很大的疾病群，会出现帕金森病的症状，和其他神经系统的退行性病变的一些特征，又称多系统变性。包括进行性核上性麻痹、皮质基底节变性、弥漫性 Lewy 体病、体位性低血压综合征、纹状体黑质变性病等。

一、发病机制

本病致病因素不明，怀疑为某些因素参与导致多种神经元系统逐渐发生变形的过程，如黑质纹状体组织病变。

中医可将其归为“颤证”。颤证的病因以年老体虚、情志过极、饮食不节、劳逸失当为主。基本病机为肝风内动，筋脉失养。其病位在筋脉，与肝、肾、脾等脏关系密切。病理因素为风、火、痰、瘀。病理性质总属本虚标实。本为气血阴阳亏虚，其中以阴津精血亏虚为主；标为风、火、痰、瘀为患。久病多瘀，瘀血常与痰浊并病，阻滞经脉，影响气血运行，致筋脉肌肉失养而病颤。

二、诊断要点

PPS 患者多数为运动障碍发病，其表现主要包括运动迟缓、吞咽困难、姿势不稳以及强直等。患者发病可表现不同程度的视物模糊、精神不佳以及大小便失禁等。MRI扫描存在脑干和小脑萎缩，出现共济失调和自主神经功能障碍，行动减少和语言减少。

本病的初期，常见风火相煽、痰热壅阻之标实证；病程较长，年老体弱，其肝肾亏虚、气血不足等本虚之象逐渐突出。临床常见证型有风阳内动证、痰热风动证、气血亏虚证、髓海不足证、阳气虚衰证。

1. 风阳内动证　肢体颤动粗大，程度较重，不能自制，眩晕耳鸣，面赤烦躁，易激动，心情紧张时颤动加重，伴有肢体麻木，口苦而干，语言迟缓不清，流涎，尿赤，大便干等症，舌质红，苔黄，脉弦。

2. 痰热风动证　头摇不止，肢麻震颤，重则手不能持物，头晕目眩，胸脘痞闷，口苦口黏，甚则口吐痰涎等症，舌体胖大，有齿痕，舌质红，舌苔黄，脉弦滑数。

3. 气血亏虚证　头摇肢颤，面色淡白，表情淡漠，神疲乏力，动则气短，心悸健忘，眩晕，纳呆等症，舌体胖大，舌质淡红，舌苔薄白滑，脉沉濡无力或沉细弱。

4. 阴虚风动证　头摇肢颤，持物不稳，腰膝酸软，失眠心烦，头晕，耳鸣等症，舌质红，舌苔薄白，或红绛无苔，脉象细数。

5. 阳气虚衰证　头摇肢颤，筋脉拘挛，面色㿠白，畏寒肢冷，四肢麻木，心悸懒言，动则气短，小便清长或自遗，大便溏等症，舌质淡，舌苔薄，脉沉迟无力。

三、治疗

现代医学目前尚缺乏有效的药物治疗方法，病情呈进行性加重，预后差。治疗药物有左旋多巴。低频重复经颅磁刺激方案能够有效改善帕金森叠加患者的临床症状，及时抑制患者焦虑情绪，提升患者的日常生活能力和运动能力，是一种有效治疗帕金森叠加综合征的方法。

中医药辨治：风阳内动证以镇肝息风，舒筋止颤为治法，方药以天麻钩藤饮合镇肝熄风汤加减；痰热风动证以清热化痰，平肝息风为治法，方药以导痰汤合羚角钩藤汤加减；气血亏虚证以益气养血，濡养筋脉为治法，方药以人参养荣汤加减；阴虚风动证以滋补肝肾，育阴息风为治法，方药以大定风珠加减；阳气虚衰证以补肾助阳，温煦筋脉为治法，方药以地黄饮子加减。中医在治疗颤证时除内服汤药及中成药外，亦可选用针灸、穴位贴敷、耳穴压豆等综合疗法。

四、临证经验

孟如教授在运用骨质增生丸时十分灵活，如本虚标实，实是湿热，则骨质增生丸合四妙，有瘀血加土鳖虫，疼痛明显加失笑散，肾虚明显加金刚丸，根据患者实际情况灵活变通，但应注意，如想取得显著的临床效果，任何时候都得抓主要矛盾，药要精，要分主次。

五、临证验案

钟某，男，61岁，2018年9月7日初诊。

主诉：反应迟钝、行走不稳2年余。

现病史：患者无明显诱因自2015年底开始出现反应迟钝、行走不稳、平衡障碍，下楼梯或下坡易摔倒，摔倒后不能自行站起。左侧肢体笨拙伴无力，左手静止时抖动，左大腿和臀部疼痛，蹲后站立困难；眼睛不能上下移动，熟睡后大约20秒脚趾会抖动一次。2018年1月9～17日至某医院神经内科住院治疗，诊断为：进行性核上性麻痹；颈椎病。2018年3～6月至当地医院针灸科行针灸治疗，每周1次。2018年5月31日至某医院神经内科诊断为：帕金森叠加综合征；进行性核上性麻痹（PSP）；中脑萎缩。行中西医治疗后症状未见明显缓解，现口服胞磷胆碱钠胶囊、盐酸普拉克索片、甲钴胺胶囊、血塞通胶囊等（具体服用方法不详）。

刻下症：头晕，反应力、记忆力稍减退，言语不流畅，痰多，目睛上视，运动困难，行走不稳、平衡障碍，前倾步态，易摔倒，需家人搀扶，熟睡后双下肢不自主抖动，嗜食炙煿厚味，尿频急，大便调。舌体胖大，边有齿痕，苔白腻，脉沉涩。

查体：左上肢肌力4级，左下肢肌力4级，右上肢肌力5级，右下肢近端肌力5级，左侧肌张力增高，右侧肌张力正常，左巴氏征阴性，右巴氏征阴性，颈项软，克氏征阴性，布氏征阴性，感觉双侧对称存在，共济正常。

辅助检查

超声心动图：①左室舒张功能减退。②主动脉内径增宽。胸部正位片：①轻度主动脉型心。②双肺纹理增多、增粗。骨盆正位片：骨盆骨质未见明显异常X线征。MRI+磁敏感加权成象（SWI）：①头颅MRI平扫未见异常。② SWI未见明显异常。③扫描野：双侧上颌窦、筛窦炎。血生化、凝血功能、肝功、餐后两小时血糖、甲功均无异常。

西医诊断：①帕金森叠加综合征；②进行性核上性麻痹；③中脑萎缩。

中医诊断：颤证（风痰上扰证）。

治法：益气化瘀，豁痰祛风开窍。

处方：

方一：补阳还五汤加减。川芎 3g，地龙 3g，黄芪 120g，当归尾 6g，赤芍 5g，红花 3g，桃仁 3g，炙远志 12g，石菖蒲 12g，天麻 30g，酸枣仁 30g。3 剂，每剂水煎 3 次，将药液混合后，分 5 次口服，1 天半服 1 剂。

方二：温胆龙牡汤合瓜蒌薤白半夏汤加减。竹茹 5g，枳实 12g，法半夏 15g，茯苓 30g，陈皮 12g，瓜蒌壳 12g，薤白 15g，生龙骨 30g，生牡蛎 30g，炙远志 12g，石菖蒲 12g，天麻 15g，钩藤 30g。3 剂，每剂水煎 3 次，将药液混合后，分 5 次口服，1 天半服 1 剂。

方三：骨质增生丸合金刚丸加减。鸡血藤 30g，骨碎补 12g，薤白 15g，杜仲 15g，怀牛膝 15g，肉苁蓉 12g，生地黄 15g，鹿衔草 12g，莱菔子 15g，淫羊藿 15g，泽泻 30g。3 剂，每剂水煎 3 次，将药液混合后，分 5 次口服，1 天半服 1 剂。

电话随访，头晕减轻，可在家人搀扶下行走片刻，前倾步态，言语不流畅。

按语：患者年逾六旬，脏腑功能减退，肝肾不足，肝风内动。“诸风掉眩，皆属与肝”“诸寒收引，皆属于肾”“诸颈项强，皆属于湿”“诸暴强直，皆属于风”，“风盛则动”，认为本病以肢体摇动为主要症状，属于风象，与肝肾有着密切的关系。肥人多痰湿，加之平素嗜烟酒、喜食炙煿厚味，久之脾失运化、肺失宣降，“脾为生痰之源，肺为贮痰之器”，水湿内停，聚而成痰，故痰多。风夹痰上扰清窍，神机失用，故出现头晕、眼睛上视运动困难，行走不稳、平衡障碍，前倾步态等症。舌脉亦为肝肾不足、风痰上扰之征。治以益气化瘀、豁痰祛风开窍。方中加泽泻利水，现代研究表明其还有保肝、改善动脉硬化、降血脂等功用。

第七节　过敏性紫癜

过敏性紫癜是一种常见的血管变态反应性疾病，因机体对某些致敏物质产生变态反应，导致毛细血管脆性及通透性增加，血液外渗，产生紫癜，以及黏膜和器官出血，同时可伴发血管神经性水肿、荨麻疹等其他过敏表现。过敏性紫癜可以发生在任何年龄段的人群中，约 75% 的患者 <6 岁，约 90% 的患者 <10 岁，高峰年龄为 4～8 岁，男孩多见。

一、发病机制

西医认为感染因素中细菌感染、肺炎支原体感染、病毒感染、寄生虫、昆虫的侵袭等会引起机体过敏反应。药物因素如异烟肼、雷尼替丁、水杨酸类制剂、血管紧张素转换酶抑制剂、苯巴比妥类。食物因素：生活中多种食物可能引起过敏反应，如海鲜、牛奶、鸡蛋。遗传因素：人类白细胞抗原基因、基因多态性与 rs 基因等。

紫癜属于中医的血证。本病的外因多为感受风热、邪毒，或进食鱼虾、辛辣等燥热腥发动风之品；内因主要为素体有热，血分伏热。将其病机概括为热、瘀、虚。风热邪毒与血分伏热相合，损伤脉络而发病，邪热损伤皮肤血脉，则血溢于肌肤发为肌衄；毒热损伤肾络，则见尿血；邪伤于中焦或肠络，则发为腹痛、呕吐、便血；邪阻滞于关节，则关节疼痛。瘀毒作为病理产物，贯穿疾病的始终，并且随着疾病的发展，会进一步导致人体正气亏虚，从而使疾病缠绵难愈。

二、诊断要点

患者发病前 1～3 周常有低热、咽痛、全身乏力或上呼吸道感染症状；典型四肢皮肤紫癜，可伴腹痛、关节肿痛及血尿；关节受累出现肿胀、疼痛、压痛；肾型过敏性紫癜可见水肿、高血压、肾衰竭等。

三、治疗

过敏性紫癜的现代医学治疗包括消除致病因素、一般治疗、糖皮质激素应用及对症治疗等方面。一般治疗常使用抗组胺药，如盐酸异丙嗪氯苯那敏、阿司咪唑、氯雷他定、西咪替丁及静脉注射钙剂等。糖皮质激素主要用于关节肿痛、严重腹痛合并消化道出血及有急进性肾炎或肾病综合征等严重肾脏病变者。腹痛较重者可予阿托品或山莨菪碱口服或皮下注射；关节痛可酌情用止痛药；呕吐严重者可用止吐药；伴发呕血、血便者可用质子泵抑制剂如奥美拉唑等治疗。

中医药对血证的治疗可归纳为治火、治气、治血、治虚四个原则。实火当清热泻火，虚火当滋阴降火；实证当清气降气，虚证当补气益气；另要适当地选用凉血止血、收敛止血或祛瘀止血的方药。应针对各种血证的病因病机及损伤脏腑的不同，结合证候虚实及病情轻重而辨证论治。

血热妄行证：皮肤出现青紫斑点或斑块，或伴有鼻衄、齿衄、便血、尿血，或有发热，口渴，便秘等症，舌质红，苔黄，脉弦数。以清热解毒，凉血止血为治法，方以犀角地黄汤合十灰散加减。

阴虚火旺证：皮肤出现青紫斑点或斑块，时发时止，常伴鼻衄、齿衄或月经过多，颧红，心烦，口渴，手足心热，或有潮热，盗汗等症，舌质红，苔少，脉细数。以滋阴降火，宁络止血为治法，方以茜根散加减。

气不摄血证：反复发生肌衄，久病不愈，神疲乏力，头晕目眩，面色苍白或萎黄，食欲不振等症，舌质淡，脉细弱。以补气摄血为治法，方以归脾汤加减。

中医在治疗过敏性紫癜时除内服汤药及中成药外，亦可选用中药外洗、针灸等综合疗法，综合治疗。

四、临证经验

孟如教授治疗紫癜病常用滋肾益阴法、滋补肝肾法、补脾益气法、益气养阴法，对于反复发作的过敏性紫癜经过治疗后病情处于缓解期多以肝肾亏虚，气阴两虚为主，方用六味地黄丸合二至丸，黄芪生脉合二至丸为主。病情处于活动期时临床表现主要为本虚标实，当标本兼治。孟如教授在临床上多考虑肝肾阴虚兼热毒炽盛，治疗多于滋补肝肾凉血解毒为主，如犀角地黄汤合二至丸。

五、临证验案

李某，男，51岁，2018年9月7日初诊。

主诉：四肢皮肤瘀点、瘀斑反复发作1年。

现病史：患者自诉1年前因四肢皮肤瘀点、瘀斑7天至当地医院就诊，入院行专科检查示：四肢伸侧皮肤可见散在或密集的粟粒至绿豆大小皮肤瘀点、瘀斑，色鲜红，皮损略高于皮肤，压之不褪色，无丘疹、结节、坏死、溃疡等皮损。入院查凝血机制示：凝血酶时间24.2↑，活化部分凝血活酶时间54.9↑；总IgE126↑；血压：140/90mmHg；血常规、肝肾功、类风湿检测、抗核抗体、细菌抗体检测无异常。诊断为：①过敏性紫癜（单纯型）；②高血压1级高危组。予抗炎、免疫调节治疗后皮肤瘀点、瘀斑消退，无新发皮疹。出院后，口服灯盏生脉胶囊、双嘧达莫、雷公藤多苷片、复发甘草酸苷及中药（具体不详）治疗，高血压未用药物，半月后复查，复查结果与前次住院检查基本一致（具体不详，患者未能提供），自出院后至今，因进食海鲜、鱼、牛羊肉后下肢皮肤瘀点反复发作2次。

刻下症：四肢伸侧皮肤可见陈旧性皮肤瘀点、瘀斑，色暗红，皮损略高于皮肤，压之不褪色，无瘙痒及灼热感，食后易饥、易泻，无腹胀腹痛，睡眠差，梦多，二便调。舌红苔黄厚腻，舌边有齿印，脉弦。

既往史：慢性乙型肝炎病史数年，高血压数年，未规律服药，血压控制不佳。吸烟史，每日2包，未戒烟。

西医诊断：过敏性紫癜。

中医诊断：血证（血热证）。

治法：清热凉血，清化痰热，调和肝脾。

处方：

方一：犀地汤加白茅根。水牛角50g，生地黄15g，牡丹皮10g，杭芍15g，白茅根30g，槐花15g，黄芩12g，绿豆30g，甘草5g。3剂，每剂水煎3次，将药液混合后，分5次口服，1天半服1剂。

方二：温胆汤加减。竹茹5g，枳实12g，法半夏15g，陈皮12g，茯苓30g，甘草3g，白术15g，怀山药30g，车前子30g，天麻15g，钩藤30g。3剂，每剂水煎3次，将药液混合后，分5次口服，1天半服1剂。

方三：四君子汤加减。柴胡12g，白术15g，茯苓30g，茵陈15g，板蓝根15g，泽泻30g，五味子3g，太子参30g，炙甘草5g，当归尾15g，赤芍15g。3剂，每剂水煎3次，将药液混合后，分5次口服，1天半服1剂。

电话随访，四肢伸侧皮肤上的瘀点、瘀斑颜色较前变淡，无瘙痒及灼热感，食后易饥、易泻等症状缓解，睡眠改善。

按语：患者慢性乙型肝炎病史数年，高血压数年，未规律服药，血压控制差。病久肝脾受损，脏腑功能减退，加之嗜烟酒，形成湿热内蕴体质。火热炽盛，迫血妄行，血不循经，溢于脉外，发于肌肤为皮肤紫癜。

孟如教授抓住肝脾失调、血热妄行的主要病机，治疗上予清热凉血、调和肝脾治法为主，兼以清化痰热，投以犀地汤治之，缓解过敏性紫癜皮肤瘀点瘀斑等症；运用温胆汤，配伍天麻、钩藤清化痰热，改善素体湿热、降压。在辨证准确的基础上，诸方灵活配伍，适当加入泽泻、五味子、白术等药保肝护肝，标本兼治。

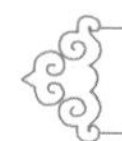

第八节 强直性脊柱炎

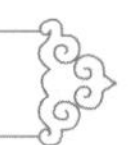

强直性脊柱炎（ankylosing spondylitis，AS）是一种常见的免疫介导的炎症性关节病，主要侵犯骶髂关节、脊柱骨突，也可累及外周关节，严重者可发生脊柱畸形和强直。

一、发病机制

研究认为强直性脊柱炎的发生与遗传因素、肺部和肠道的微生物感染有关，但目前现代医学关于其发病的病因和发病机制还处于研究和探索阶段，尚未明确。主流意见认为该病是遗传和环境因素共同作用引发的多基因遗传病。AS 可能还与泌尿生殖道沙眼衣原体、志贺菌、沙门菌和结肠耶尔森菌等某些肠道病原菌感染有关，这些病原体激发了机体炎症和免疫应答，造成组织损伤而参与疾病的发生和发展。

中医将其归属为“脊痹”“竹节风”“龟背风”等范畴，《内经》：“骨痹不已，复感于邪，内舍于肾，是为肾痹……肾痹者……尻以代踵，脊以代头”。中医认为其病位在督脉，其病因病机为邪实（风寒湿邪、痰瘀）和正虚（肝肾亏虚）。一方面，外感六淫、邪毒侵袭督脉，而督脉主人体一身之阳气，督脉虚弱，致使阳气郁闭，日久则致素体阳虚，气血不行，导致痰瘀邪气阻滞经络、筋脉、骨节；另一方面，素体先天禀赋不足，肝肾亏虚而致人体精血亏少、体节失养、骨脉不充，则易致外邪侵袭，滞留经脉。二者之间相因为病，互为因果，最终导致强直性脊柱炎患者出现脊柱及周围软组织失于荣养，出现椎体及其附属的相关韧带、椎间盘等出现退行性改变，周围肌肉的痉挛、萎缩使躯干的生物力学发生改变，而出现脊柱强直畸形。

二、诊断要点

要点一：该病诊断主要根据临床症状及相关检查。患者表现为腰痛、晨僵 3 个月以上，活动改善，休息无改善；腰椎额状面和矢状面活动受限；胸廓活动度低于相应年龄、性别的正常人。放射检查发现双侧≥Ⅰ级或单侧Ⅰ—Ⅳ级骶髂关节炎。

要点二：中医辨证论治可将其分为3个证型。

1. 肾阳虚衰、阴寒内盛证　主症：腰骶、脊背疼痛，痛连颈项，恶寒，酸楚重着。次症：活动不利，得温痛减，舌质淡苔白，脉沉细或沉弦。

2. 肝肾两虚、筋骨失养证　主症：腰背疼痛，腰骶及项背强直畸形，活动受限。次症：腰膝酸软，头昏乏力，低热体瘦，耳鸣，畏寒肢冷，纳少，舌质红少苔，脉沉细。

3. 邪热壅滞、郁久化热证　主症：背脊钝痛，髋部酸痛重滞，脊柱强直畸形，活动严重障碍。次症：五心烦热口干，肌肉触之有热感，口苦，大便干，小便黄，舌质红，苔薄黄或黄腻，脉滑数或弦滑数。

三、治疗

现代医学对于强直性脊柱炎的治疗主要有药物治疗和外科治疗，药物治疗以抗风湿药物、非甾体抗炎药和抗肿瘤坏死因子α为主。

用于治疗强直性脊柱炎的常用中药：人参、黑附子、山药、补骨脂、杜仲、狗脊、熟地黄、独活、续断、羌活、桂枝、细辛、川芎、防风、海风藤、威灵仙、黄柏、红花等。常用方剂有桂枝附子汤、独活寄生汤、四妙散、补肾强督治尪汤、益肾着痹汤、强脊方等。

四、临证经验

孟教授认为本病病位“标在经络、骨骼，本在肝肾二脏”，且与督脉、足太阳经脉密切相关。在辨证时需掌握不同病程的特征，了解虚实、病位、病性、病史。本病多虚实夹杂，虚证多为肾阳虚衰，肝肾亏虚；实证多为湿热、痰瘀。急性发作期若外感邪实用泻法，要泻中寓补。而中晚期要补肾壮督，扶助正气，但补中有泻。

五、临证验案

案1

李某，女，14岁，2018年4月26日初诊。

主诉：反复腰背部、双下肢疼痛3年余。

现病史：患者于2016年2月无明显诱因相继出现双侧膝关节肿痛，遂至当地医院就诊行相关检查，检查提示“类风湿因子、尿酸”均升高，经治疗（具体不详）后症状缓解。后于当地医院多次复查尿酸皆升高。2017年2月患者无明显诱因出现左上肢及左下肢麻木，左侧腰痛，至某医院行CT

检查提示:“左骶髂关节毛糙,少量骨质破坏”,后予中药(具体不详)及蠲痹颗粒、扶他林等治疗后症状缓解,但仍反复发作。2018 年 1 月至某医院风湿科住院治疗,行相关检查后诊断为“强直性脊柱炎”。

刻下症:腰背部、双下肢疼痛明显,反复发作,久坐、劳累后症状加重,尤其以骶尾部疼痛明显,疼痛发作时乏力、肛门压迫感明显。

月经史:2016 年 12 月初潮,后至 2017 年 5 月来第二次月经,量多,颜色偏黑,7 天后干净。后至 2018 年 2 月 27 日来第三次月经,量多,7 天,痛经,后至今未来月经。

西医诊断:强直性脊柱炎。

中医诊断:痹证(肝肾亏虚证)。

治法:滋补肝肾,疏肝健脾。

处方:

方一:骨质增生丸加减。生地黄 15g,骨碎补 12g,肉苁蓉 12g,淫羊藿 12g,鸡血藤 30g,鹿衔草 12g,莱菔子 12g,续断 15g,桑寄生 30g。3 剂,每剂水煎 3 次,将药液混合后,分 5 次口服,1 天半服 1 剂。

方二:逍遥散加减。柴胡 12g,白术 15g,茯苓 30g,当归 12g,白芍 15g,薄荷 12g,甘草 3g,益母草 30g。3 剂,每剂水煎 3 次,将药液混合后,分 5 次口服,1 天半服 1 剂。

服药后腰背部、双下肢疼痛稍有缓解,骶尾部疼痛减轻明显。

按语:

患者 14 岁,正值发育成长过程,肾主骨,肝主筋,肝肾亏虚,精血不足,“不荣则痛”,故见腰骶部及双下肢疼痛明显,且久坐、劳累后症状加重,方用骨质增生丸加减以滋补肝肾以填精血。《临证指南医案》云“女子以肝为先天”,指出肝对女子的重要性。《医学入门》曰:“痹者,气闭塞不通流也……周身掣痛麻者,谓之周痹,乃肝气不行也。”因此女性患者的月经史尤为重要,肝血充足,肝气条达舒畅,则任脉通,胞宫能保持正常生理活动,反之肝血不足,表现为月经不规律。逍遥散养血疏肝健脾,既补气血生化之源,又条达气机;健脾还可以加速患者机体代谢产物排泄,解决尿酸高的问题。气血调和则筋骨得养,痛症可消,月经恢复正常。服药同时给予饮食指导,嘱其低嘌呤饮食,少吃动物内脏(肝、肾)及沙丁鱼、蟹、虾、菠菜、香肠等。

案2

唐某，女，40岁，2018年5月25日初诊。

主诉：腰骶部不适20余年。

现病史：20年无明显诱因出现腰骶骨部酸胀，未予重视；近4年来症状加重；2015年因膝关节无力酸胀到某医院风湿科就诊，CT检查显示：腰骶部关节炎变，经诊疗后缓解；后2015年6月到某医院就诊CT检查：腰骶部关节正常，股骨脂肪样变，未予特殊处理，自行坚持运动后缓解。

刻下症：腰骶部、膝部不适，经期后，情绪变化时加重，汗出，眠差，食稍多即感腹胀，发微白，纳可，二便调。舌淡红，苔薄白，脉细弦。

既往史：2016年行胃息肉切除术（20颗），否认过敏史、家族史。

西医诊断：强直性脊柱炎。

中医诊断：痹证（肝气郁结证）。

治法：开郁散结，养血柔肝。

处方：

方一：逍遥散加减。柴胡12g，当归15g，杭芍15g，白术15g，茯苓30g，薄荷12g，甘草3g，枳实12g，桑寄生30g，威灵仙15g。5剂，每剂水煎3次，将药液混合后，分5次口服，1天半服1剂。

方二：四物汤加丹参、首乌。生地黄15g，当归15g，杭芍15g，川芎12g，丹参18g，制首乌18g，甘草3g。5剂，每剂水煎3次，将药液混合后，分5次口服，1天半服1剂。

上述两方交替水煎服，可适当口服逍遥丸、复方首乌片。

电话随访，腰骶部、膝部不适较前减轻，劳累后加重，睡眠时间较前变长。

按语：

患者主要为情志不畅，思虑过度。《黄帝内经》指出“脾乃后天之本，气血生化之源”，情志不畅，思虑过度，则伤肝血，肝藏魂，肝血不足，魂无所舍，故夜寐不安；肝血不足，不能充盈冲任二脉，故诉腰骶部、膝部不适，经期后，情绪变化时加重。《黄帝内经》亦曰“发为血之余”，且《千金要方》说“忧愁早白”，以及“思虑太过，则神耗气虚血散而鬓斑”，故正值壮年而发白。是以予逍遥散加减方以疏肝解郁，健脾养血，因无明显热象，故不予丹栀逍遥散。四物汤调益营卫，滋养气血。患者膝部偶有不适，故在一方加桑寄生和威灵仙，针对血虚二方以养血柔肝。嘱患者日常可自服中成药：逍遥丸、复方首乌片等补益肝血，注意调畅情志。

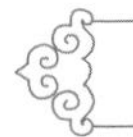

第九节　骨关节炎

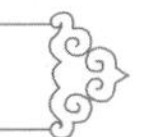

骨关节炎（osteoarthritis，OA）又称骨关节病、骨质增生，是一种最常见的关节疾病。骨关节炎是由于关节软骨完整性破坏以及关节边缘软骨下骨板病变，导致关节症状和体征的一组异质性疾病，以修复不良和关节结构破坏为主要病理特点。本病以关节疼痛、活动受限、活动时可有摩擦响声为特征。好发于膝、髋、颈椎和腰椎等负重关节。

一、发病机制

研究认为该病骨关节炎主要的发病危险因素包括病人年龄、性别、肥胖、遗传易感性、关节结构及力线异常、创伤、长期从事反复使用某些关节的职业或剧烈的文体活动、吸烟以及存在其他疾病。年龄是与骨关节炎最密切相关的危险因素，超过 75 岁的人中有 80% 以上受到骨关节炎的影响。肥胖是骨关节炎的另一个重要危险因素，而且是可以改变的危险因素。骨关节炎的发病是外界多种因素对易感个体作用的结果。生物机械学、生物化学、炎症基因突变及免疫学因素都参与了 OA 的发病过程。这些因素引发级联退行性反应，最终导致 OA 病人出现关节软骨的特征性改变，并影响到所有关节结构。

骨关节炎属于中医的“痹证”范畴，中医病因病机方面，内因有气血肝肾亏虚，外因有外邪、外伤、劳损等，内外合邪致经络阻滞，气血运行不畅，而发本病。首先，脏腑经络气血营卫内虚、肝肾亏损是致病的内在条件。其次，风寒湿热外邪、外伤、劳损是致病的外在因素：风寒湿之偏胜，或热化为风湿热痹，强调了外邪为本病的致病因素之一。第三，经络气血阻滞、痰瘀互结是痹证的主要病机，生理状态下，筋骨受到气血的濡养，病理状态下，瘀血凝滞、痰瘀互结、经络闭阻，脉络失养，肌肉关节受累，久而久之必然引起关节结构的损伤。

二、诊断要点

要点一：该病的诊断主要依据患者症状及相关影像学检查。患者的骨关节炎典型病变累及手、髋、膝、脊柱和足；疼痛和功能受限可能导致骨关节炎患者致残。骨关节炎可以根据影像学或症状学进行分类。骨关节炎经常需要与类风湿关节炎鉴别。

要点二：中医上可将本病分为如下证型：

1. 肝肾亏虚证　主症：关节疼痛、肿胀、时轻时重、屈伸不利，或伴关节弹响，腰膝酸软，腰腿不利，屈伸运动时疼痛加剧。或伴关节变形，筋肉萎缩，形寒肢冷。次症：五心烦热、午后潮热。舌淡，或有瘀点、瘀斑，苔白或白腻，脉沉细或沉细涩。

2. 寒湿痹阻证　主症：肢体、关节酸痛重着，或关节局部肿胀、屈伸不利，局部畏寒，皮色不红，触之不热，得热痛减，遇寒痛增，活动时疼痛加重。或伴腰膝酸软，四肢乏力。次症：纳食欠佳，大便溏薄，小便清长。舌苔薄白或白滑，脉弦紧或弦缓。

3. 湿热阻络证　主症：关节红肿热痛，活动不利，拒按，局部触之灼热。发热，口渴，烦闷不安。次症：腰膝酸软，四肢乏力，大便干结，小便黄。舌质红，苔黄腻，脉濡数或滑数。

4. 痰瘀互结证　主症：曾有外伤史，或痹痛日久，关节刺痛、掣痛，或疼痛较剧，入夜尤甚，痛有定处。次症：肢体麻木，不可屈伸，反复发作，骨关节僵硬变形，关节及周围可见瘀色。舌质紫黯或有瘀点、瘀斑，苔白腻或黄腻，脉细涩。

5. 气血两虚证　主症：关节酸沉，隐隐作痛，屈伸不利，肢体麻木、四肢乏力。次症：形体虚弱，面色无华，汗出畏寒，时感心悸，纳呆，尿多便溏。舌淡，苔薄白，脉沉细或沉虚而缓。

三、治疗

现代医学在骨关节炎治疗方面，现阶段仍无根治性措施，治疗时仅能缓解患者临床症状。主要治疗目的在于控制疼痛、最大限度的保护关节功能和降低致残率。药物治疗分为改善症状药、缓解病情药以及软骨保护药物。改善症状药：包括单纯性止痛药、非甾体抗炎药、糖皮质激素。其中单纯性止痛药常用对乙酰氨基酚、曲马多等；非甾体抗炎药可选用双氯芬酸、美洛昔康、塞来昔布等。缓解病情药以及软骨保护药物：常用双醋瑞因、氨基葡萄糖、透明质酸钠等。对于经内科治疗无明显疗效，病变严重以及关节功能明显障碍者可以考虑外科治疗。

中医药用于治疗骨关节炎的中药以补虚药、活血化瘀药、祛风湿药、解表药为主。常用中药有：牛膝、当归、甘草、白芍、杜仲、熟地黄、川芎、独活、鸡血藤、桑寄生等。常用方剂有乌头汤、防己黄芪汤、五苓散、阳和汤、四妙丸、独活寄生汤、黄芪桂枝五物汤等。

四、临证经验

孟教授指出本病论治原则首先应根据寒热、虚实、痰瘀、病位、年龄、劳损、外伤等确定。一般来说早期病多实证，但有寒热之分。日久病深，气血损耗、痰瘀互结必然引起关节结构的改变。

五、临证验案

李某，女，42岁，2018年9月21日就诊。

主诉：反复关节疼痛10年余，再发加重1年。

现病史：患者10年前劳累后出现腰以下大关节、手肘关节疼痛，阴雨天及活动后加重，自行口服药物（具体不详）、行针灸后缓解，但疼痛仍反复发作。2018年4月因髋关节疼痛、活动受限至某医院就诊，行髋关节、腰椎MRI、CT示：软骨炎症、软化。类风湿因子（-），尿酸正常，当时未予特殊处理。2018年4月20日，腰以下关节、手肘关节疼痛较剧，活动部分受限，至某医院就诊，予口服中药治疗、针灸后，症状稍缓解。

刻下症：全身关节疼痛，以髋关节、肘关节、左踝关节为主，天气寒冷及活动劳累后加剧，时有心慌、胸闷不适，活动后气喘，伴经期头痛，以一侧头部及巅顶为甚，平素月经不规律，经期提前，纳眠差，多梦，二便调。舌淡苔白，双侧尺脉弱。查体：精神稍差，体胖，髋关节、肘关节、左踝关节轻压痛。

西医诊断：骨关节炎。

中医诊断：痹证（肝肾亏虚证）。

治法：补肝肾强筋骨，祛风寒除湿痹。

处方：

方一：蠲痹汤加减。黄芪15g，羌活15g，防风12g，当归尾15g，姜黄15g，桑枝30g，威灵仙15g，白芍30g，甘草5g。3剂，每剂水煎3次，将药液混合后，分5次口服，1天半服1剂。

方二：金刚丸和生脉散加减。萆薢30g，杜仲15g，怀牛膝15g，菟丝子12g，淡大云12g，太子参30g，麦冬18g，五味子3g，桑寄生30g，续断15g，甘草5g。3剂，每剂水煎3次，将药液混合后，分5次口服，1天半服1剂。

服药后，全身关节疼痛稍有缓解，经期头痛明显减轻。

按语：

患者以关节疼痛为主症，当辨为中医“痹证”范畴。患者劳倦过度，耗伤正气，正气不足，机体防御功能低下，外邪乘虚入侵而发病。《素问》云：“风寒湿三气杂至，合而为痹。”本病病变初起时感受风寒湿邪，正气未伤，以邪实为主；病若不解，风寒湿邪经久不去，势必伤及肝肾阴阳气血，呈虚实夹杂之候。本例患者因体胖，“肥人多虚”，本是体虚体质，加之病久损及肝肾，肝肾不足，发为痹证——肝肾虚痹证。风寒湿侵袭肢体，经络闭阻，不通则痛，故表现为全身多关节疼痛，天气变冷及活动劳累后加剧；肾主纳气，肾不纳气则活动后气喘；气阴耗伤，心失所养，则心慌、胸闷、眠差。《临证指南医案》云“女子以肝为先天”，指出了肝对于女子的重要性，肝血充足，肝气条达舒畅，则任脉通，胞宫能保持正常生理活动，反之肝血不足，则表现为月经紊乱；同时巅顶为肝经所循行，故患者表现为月经不规律、巅顶头痛。双手尺部脉不足为肾虚证之象。治以金刚丸、蠲痹汤补肝肾强筋骨、祛风湿止痛。孟如教授指出，上肢疼痛加桑枝、威灵仙效果佳；生脉散益气养阴，适用于虚痹。由于患者体胖，下肢关节负重较大，对关节也有一定损伤，患者应在药物治疗的同时，控制体重，以减轻关节负重。

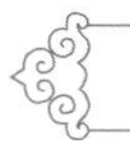

第十节　肾病综合征

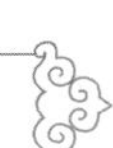

肾病综合征（nephrotic syndrome，NS）最基本的特征是大量蛋白尿（尿蛋白大于 3.5g/d）、低蛋白血症（血浆白蛋白低于 30g/L）、（高度）水肿和高脂血症，即所谓的“三高一低”，及其他代谢紊乱为特征的一组临床症候群。本病可分为原发性与继发性。原发性肾病综合征病因不明，可表现为微小病变、局灶节段性肾小球硬化、系膜增生性肾小球肾炎、膜性肾病及膜增生性肾小球肾炎等病理类型。继发性肾病综合征可由感染、药物或毒物损伤、过敏、肿瘤、代谢、系统性及遗传性疾病等引起，病理表现各有特征。

一、发病机制

肾病综合征是由多种病因引起，通常由感染、遗传、免疫等因素造成。

根据病因可分为原发性肾病综合征、继发性肾病综合征，大部分儿童的肾病综合征，以及成人肾病综合征的2/3为原发性，诊断原发性肾病综合征必须先除外继发性肾病综合征。病毒感染与自身免疫异常可直接或间接地通过激发自身免疫反应而造成肾病综合征，如乙肝、丙肝病毒、疟疾感染等。药物和肾脏的关系密切，长期应用肾毒性药物，如非甾体抗炎药、抗生素、抗癌药及抗风湿药等，可能会导致肾病综合征。

肾病综合征属中医“水肿、虚劳、尿浊”等范畴，多为本虚标实之证。《伤寒杂病论》中张仲景将水气病做了较为详尽的分析，按病因、脉证分为风水、皮水、正水、石水、黄汗，又根据五脏证候分为心水、肺水、肝水、脾水、肾水；且首次提出关格病名。朱丹溪在《丹溪心法》中，将水肿分为阴水和阳水两大类。水肿病是体内水液代谢失常导致的水液潴留，泛溢肌肤的一类病证，其发病与肺、脾、肾、膀胱、三焦密切相关，发病机制复杂。水肿发病的病因不外乎外感和内伤，外感因素有风邪、疮毒、水湿、湿热等，内伤有饮食劳倦，伤及脾胃、内伤肾元等。基本病理变化为肺失通调、脾失转输、肾失开阖，膀胱、三焦气化不利，导致水液敷布异常，内湿由生，泛于肌表，而发水肿。水肿病日久，则易化浊、郁热、成瘀，属标实；久病则耗气、损阳、伤阴，属本虚。故在病的后期会出现肺、脾、肾三脏功能严重受损，形成虚实夹杂，甚至正气衰败的危重之证。

二、诊断要点

要点一：NS诊断主要依据患者症状及相关检查。患者常表现为水肿，检查发现大量蛋白尿（尿蛋白>3.5g/d）；低蛋白血症（血浆白蛋白<30g/L）；血脂升高。

要点二：现代研究中，中华中医药学会参考古代病证分类标准，将肾病综合征分为风水泛滥证、湿热蕴结证、肾络瘀阻证、脾肾阳虚证、肝肾阴虚证。

三、治疗

现代医学治疗中，NS的病理类型及治疗个体差异较大。微小病变型肾病和轻度系膜增生性肾小球肾炎预后较好，治疗缓解率较高，但缓解后易复发。早期膜性肾病虽然有较高的治疗缓解率，晚期仍难以治疗缓解，但病情多数进展缓慢；系膜毛细血管性肾小球肾炎及重度系膜增生性肾小球肾炎疗效不佳，预后差，可较快进入慢性肾衰竭，现在仍以糖皮质激素及细胞毒性药物为主，根据症状行对症治疗，嘱患者配合饮食及作息调养。因此，对于NS应积极治疗原发病，控制并发症，防止其发展为终末期肾病，降低病死率，提高患者的生活质量。

中医药分型论治水肿：风水泛滥证常治以祛风利水；风寒为主者用麻杏五皮饮加减；风热为主者用越婢汤合麻黄连翘赤小豆汤加减；湿热蕴结证治以清化湿热、利水消肿，方用疏凿饮子加减；肾络瘀阻证治以益肾通络、活血化瘀，方用桃红四物汤加减；脾肾阳虚证治以健脾温肾、通阳利水，方用实脾饮合真武汤加减；肝肾阴虚证治以滋补肝肾，化湿利水，方用二至丸合知柏地黄丸。

四、临证经验

孟教授认为水肿多以脾肾亏虚为本，水湿、血瘀等为标。脾肾亏虚，水湿不得运化，郁久化热，气机不畅，血液瘀滞。临床上治疗水肿应遵循“标本兼治”的原则，同时要格外重视摄生养护、调节身体阴阳平衡。

五、临证验案

刘某，女，54岁，2018年5月14日初诊。

主诉：双下肢水肿、泡沫尿2月余。

现病史：患者诉2018年3月发现双下肢水肿，尿中有泡沫，至某医院就诊，经相关检查诊断为肾病综合征，予口服泼尼松治疗后好转。后复查尿蛋白(++)、潜血(++)，肌酐正常。出院后口服泼尼松每日12片未减量。2018年5月复查，尿蛋白(++)。近两月无明显诱因出现双下肢水肿，泡沫尿。

刻下症：下午出现双下肢水肿，按之凹陷，乏力，食欲减退，食后腹胀，口干口渴，眠差，情绪不稳。目眵增多，双眼酸胀，舌红，苔黄腻，脉细弦，尺脉弱。

既往史：2015年11月发现血压升高，口服培哚普利叔丁胺片控制尚可，否认过敏史、家族史。

西医诊断：肾病综合征。

中医诊断：水肿(肝肾阴虚证)。

治法：滋阴清热，补益肝肾。

处方：

方一：杞菊地黄汤加减。枸杞 30g，菊花 10g，生地黄 18g，怀山药 30g，枣皮 15g，茯苓 30g，泽泻 3g，牡丹皮 10g，车前子 30g，大蓟 30g，女贞子 15g，墨旱莲 15g。3 剂，每剂水煎 3 次，将药液混合后，分 5 次口服，1 天半服 1 剂。

方二：知柏地黄丸加减。知母 10g，黄柏 12g，麦冬 15g，五味子 3g，生地黄 18g，怀山药 30g，枣皮 12g，泽泻 30g，茯苓 30g，牡丹皮 10g，车前子 30g，白茅根 30g。3 剂，每剂水煎 3 次，将药液混合后，分 5 次口服，1 天半服 1 剂。

服药后，双下肢水肿较前消退，按之凹陷，口干口渴减轻，睡眠改善。

按语：

本例患者通过四诊合参可判断为阴虚型，其病位主要位于肝、肾，临床上在应用大剂量药物进行急速治疗或过度利尿后可出现此证型。表现为口干，目眵增多，情绪不稳，双目酸胀；阴伤则口干舌燥，肝主筋，肾主骨，肝肾不足则下肢无力。舌红苔黄腻为一片热象，治以滋阴清热。同时伴眠差，方一中墨旱莲、女贞子即为二至丸之意，寓以安眠，《摄生众妙方》言："二至丸可生精健脾，补血气，壮筋骨，却百疾，益寿生子"，用于此患者等年老体虚者恰如其分。本例患者目前表现为关节游走性疼痛伴疲乏无力、心慌心悸、眠差，舌质红，苔黄腻，脉细弦，尺弱无力，辨病属中医"水肿"范畴。《医学心悟》："若肾虚水泛，为痰为饮者，必滋其肾。肾水不足，则用六味……"。又有"壮水则火静，火静则痰消"之说，故以六味地黄为基础方，以滋补肾阴、清热泻火，根据"六味地黄山药萸……，滋阴降火知柏需，养肝明目加杞菊……滋补肺肾麦味续"进行化裁。孟如教授四诊合参，辨为肝肾阴虚证，治以滋阴清热，补益肝肾。方一标本同治，同时兼顾现有症状，首选杞菊地黄汤加减；方二重在清虚热，首选知柏地黄丸加减。

肾病综合征应格外重视摄生养护调节身体阴阳平衡，孟如教授针对此患者蛋白丢失严重建议补充大量优质蛋白如：鸡蛋、牛奶等。配合八段锦、太极等合理运动激发阳气以阳中求阴，嘱托患者平日常服山药以养阴增强免疫，黄瓜以清虚热解渴，黄豆芽以健脾利湿，绿豆以清热解毒还能补充植物蛋白。如此调养配合中西医药剂，方能取得最佳疗效。

第十一节　IgA 肾病

IgA 肾病是一种常见的原发性肾小球疾病，占肾活检患者的 30%～45%，其特征是肾脏免疫病理显示在肾小球系膜区以 IgA 为主的免疫复合物沉积。临床表现多种多样，主要表现为血尿，可伴有不同程度的蛋白尿、高血压和肾功能受损。发病前多有上呼吸道感染，少数伴有肠道或泌尿道感染，是导致终末期肾脏病最常见的肾小球疾病。

一、发病机制

研究认为该病以免疫介导炎症和基因相关的遗传发病机制为主。主要包括黏膜免疫反应与异常 IgA1 产生，免疫复合物形成与异常 IgA1 的致病性，受体缺陷与异常 IgA1 清除障碍，多种途径级联反应致肾脏损伤，HLA 基因多态性、T 细胞受体基因多态性、肾素 - 血管紧张素系统基因多态性、细胞因子基因多态性等。

中医把 IgA 肾病归属于"血尿""水肿""腰痛""肾风""虚劳"等范畴。近来许多医家认为 IgA 肾病的中医核心病机为正虚邪实。急性发作期以风热、湿热等邪实为主；慢性持续期以肺脾气虚、气阴两虚、肝肾阴虚、脾肾阳虚等虚证为主，可夹杂水湿、痰湿、湿热、寒湿、血瘀、肝郁和浊毒等各种兼症。中医学认为糖皮质激素具有扶阳、助阳的功效，大剂量应用耗伤气阴，出现阴虚内热、气阴两虚等并发症。外邪、内郁、正虚三者在疾病的不同阶段有轻重缓急之别，病程中存在虚、热、瘀、湿的消长和邪正盛衰演变。随着生活方式与社会环境的变化，IgA 肾病的病机呈现出新的特点：在病因上以饮食劳倦、七情为主，兼有痰饮和瘀血；在病机上以内伤杂病为主，主要表现为虚证、寒证、湿证、瘀证；喜食肥甘厚腻、吸烟酗酒、精神紧张和缺乏运动等不良生活方式，导致湿热、瘀血、肝郁等证候明显增多。

二、诊断要点

要点一：现代医学认为如果出现以下表现，应考虑 IgA 肾病：①上呼吸道感染或扁桃体炎发作后出现肉眼血尿或尿检异常加重；②典型的畸形红细胞尿合并不同程度蛋白尿；③血清 IgA 值增高，通过肾活检，主要表现为以 IgA 为主的免疫球蛋白在肾小球系膜区呈团块状或颗粒状弥漫沉积，此为诊断 IgA 肾病的金标准。

要点二：中医将 IgA 肾病分为急性发作期和慢性持续期。

1. 急性发作期

（1）外感风热证

主症：发热或微恶风寒，咽喉肿痛，小便红赤或镜下血尿，泡沫尿，诱发因素多为上呼吸道感染。次症：咳嗽，头痛。舌红或舌边尖红，苔薄黄，脉浮数。

（2）下焦湿热证

主症：小便短赤或镜下血尿，小便频数灼热，大便腥臭稀溏。次症：口干、口苦，脘腹胀闷，腰部疼痛。舌红，苔黄腻，脉滑数。

2. 慢性持续期

（1）肺脾气虚证

主症：面色苍白或萎黄，神疲懒言，纳少腹胀，颜面或肢体水肿，易感冒。次症：口淡不渴，自汗，大便溏薄。舌淡红，舌体胖大边有齿痕，苔薄白，脉细弱。

（2）气阴两虚证

主症：气短乏力，盗汗、自汗，腰膝酸软，手足心热。次症：口干、神疲。舌淡或淡红，舌体胖大边有齿痕，少苔偏干，脉沉细或细数而无力。

（3）肝肾阴虚证

主症：目睛干涩或视物模糊，耳鸣、腰痛，头目眩晕，潮热盗汗，五心烦热。次症：口干、口苦，失眠多梦，梦遗或月经失调。舌红，苔薄黄而干或少苔偏干，脉细数或细弦数。

（4）脾肾阳虚证

主症：面色白或黧黑，神疲乏力，畏寒肢冷，肢体水肿，夜尿增多。次症：口淡不渴或喜热饮，纳少，腹胀，小便清长或尿少，大便溏薄。舌淡，舌体胖边有齿痕，苔薄白，脉沉弱或沉细。

3. 特殊辨证　IgA 肾病在使用大剂量激素或配合免疫抑制剂治疗时多表现为以下证型。

（1）阴虚火旺证

主症：潮热盗汗，心烦失眠，颧红耳鸣，咽痛口干。次症：腰膝酸软，口干唇燥，大便干结，小便短赤；舌红少苔、脉细数。

（2）热毒炽盛证

主症：口渴欲饮，咽干咽痛，皮肤痤疮，大便秘结。次症：小便短赤，口腔溃疡，血尿；舌红或红赤起刺，苔黄厚腻，脉数。

IgA 肾病在使用激素配合免疫抑制剂治疗的减量期多表现为：气阴两虚证、肝肾阴虚证、脾肾阳虚证。主、次症及舌脉同慢性持续期的表现。易夹兼证：湿热、血瘀。

三、治疗

现代医学治疗包括 ACEI 和 ARB 类药物，扁桃体摘除，鱼油和抗血小板药物，以及糖皮质激素及免疫抑制剂治疗等。激素治疗可减少蛋白尿同时保护 IgA 肾病患者的肾功能，预防其发展至 ESRD。有研究表明长期免疫抑制与细胞毒性药物和泼尼松共同治疗有助于 IgA 肾病患者延缓病情进程。

中医药用于治疗 IgA 肾病的中药以补虚药、清热药、止血药、活血化瘀药、利水渗湿药、收涩药、解表药为主，其中补虚药最常用。常用方剂有银翘散、加味导赤散、大柴胡汤、知柏地黄丸、二至丸、参芪地黄汤、小蓟饮子、桂枝茯苓丸、金匮肾气丸合二仙汤等，中成药有百令胶囊、黄葵胶囊、血尿安、肾炎康复片等。

四、临证经验

孟如教授指出 IgA 肾病急性期可表现为较快出现或加重的水肿、突然出现的肉眼血尿、蛋白尿明显增加，血肌酐急性升高，高血压加重等症候。慢性持续期以虚证为主，可夹杂各种兼症，临床上应仔细甄别。

五、临证验案

吴某，男，28 岁，2018 年 5 月 18 日初诊。

主诉：反复泡沫尿 2 年余。

现病史：患者 2 年前无明显诱因出现尿中泡沫增多，尿色变深，无肉眼血尿、尿频尿急尿痛、尿量变化，无腰痛，无明显水肿，无恶心呕吐等，无光过敏，无口腔溃疡，曾到某医院就诊，经肾穿刺等检查后，诊断为 IgA 肾病，增生硬化性肾小球肾炎，肾功能不全，予激素治疗后好转，并间断口服中药（具体用药情况不详），口服百令胶囊。从发病至今病情控制尚可。

刻下症：面色萎黄，烘热，自汗盗汗，神疲乏力，稍觉头晕，口干，喜冷饮（每日 2 000～2 500ml）；尿色稍黄，泡沫多，小便每日 4～6 次，每次约 200ml；纳眠可，大便正常。舌稍胖，质红，苔黄腻，脉细弦。

既往史：亚临床甲状腺功能减退症；高脂血症。

辅助检查：2018 年 5 月 3 日尿常规示：尿蛋白（+++，3.0g/L），肾功能：血尿酸 434.72μmol/L，血肌酐 136.62μmol/L。

西医诊断：IgA 肾病。

中医诊断：尿浊（阴虚兼湿热证）。

治法：补肾滋阴，清利湿热。

处方：

方一：四妙知柏地黄丸加减。生苍术 12g，炒黄柏 12g，薏苡仁 30g，怀牛膝 15g，生地黄 15g，怀山药 30g，山萸肉 12g，生泽泻 30g，牡丹皮 10g，车前子 30g，紫丹参 18g，云茯苓 30g。3 剂，每剂水煎 3 次，将药液混合后，分 5 次口服，1 天半服 1 剂。

方二：知柏地黄丸加减。生知母 10g，炒黄柏 12g，生地黄 15g，山萸肉 12g，牡丹皮 10g，生泽泻 30g，云茯苓 30g，怀山药 30g，车前子 30g，紫丹参 18g。3 剂，每剂水煎 3 次，将药液混合后，分 5 次口服，1 天半服 1 剂。

方三：黄豆芽煮水代茶饮。黄豆芽含大豆黄碱，可清热利湿，减少蛋白尿。

2018 年 5 月 22 日回访：服中药后，患者尿中泡沫有所减少，便溏，每日 3～4 次。

2018 年 8 月 4 日回访：复查肌酐 218.88μmol/L，尿酸 531.72μmol/L，尿素氮 7.34mmol/L，肌酐 218.88μmol/L。

2018 年 8 月 23 日回访：复查尿酸 627μmol/L，尿素氮 7.00mmol/L，肌酐 252μmol/L。

二诊（2018 年 09 月 07 日）：患者坚持服用孟如教授处方，服药后见面色青黄，疲乏无力，自汗，活动后明显，晨起泡沫尿，纳眠可，夜尿 1～2 次，偶有便溏。舌淡苔薄白，脉细弦。调整方药如下：

处方：

方一：桃红四物汤加减。黄芪 90g，桃仁 5g，红花 5g，赤芍 15g，丹参 15g，白茅根 30g，大蓟 30g，当归尾 12g，川芎 12g。5 剂，每剂水煎 3 次，将药液混合后，分 5 次口服，1 天半服 1 剂。

方二：黄芪生脉合二至丸加减。黄芪 60g，五味子 3g，太子参 30g，麦冬 15g，女贞子 12g，旱莲草 15g，丹参 18g，大蓟 30g，白茅根 30g，连翘

30g。5剂，每剂水煎3次，将药液混合后，分5次口服，1天半服1剂。

先服方一5剂，再服方二5剂，效果改善后坚持服用1月后复诊。

按语：

IgA肾病临床表现以反复发作的肉眼血尿或镜下血尿为主，归属于中医“尿浊、尿血”范畴。湿热下注，脾肾亏虚为该病常见证型。湿热邪气蕴结下焦，清浊相混，而成尿浊。如久延不愈，或屡经反复，湿热邪势虽衰，但精微下泄过多，导致脾肾两伤，脾虚中气下陷，肾虚固摄无权，封藏失职，病情缠绵。故患者初诊时以补肾滋阴，清利湿热为治法，二诊时调整为益气活血、凉血滋阴。临床上本病的治疗目标是消蛋白，保护肾脏，方中黄芪、白茅根皆有消蛋白的作用。本病为慢性病，不可强求短时间内达到消除蛋白的效果，应坚持长期服药，巩固疗效，控制病情的发展。

第十二节　荨　麻　疹

荨麻疹俗称“风疹块”，是皮肤黏膜由于暂时性通透性增加而发生的局限水肿，即风团，可伴或不伴血管性水肿。通常在2～24小时内消退，但会反复发生新的皮疹，病程迁延数日至数月，临床上较为常见。荨麻疹是一种全球范围内的疾病，无种族差异，可发生于任何年龄，发病率受环境等因素影响。

一、发病机制

荨麻疹的多数患者不能找到西医的确切原因，其常见病因包括：食物、药物、呼吸道吸入物及皮肤接触物，感染，物理因素如机械刺激、冷热、日光等，精神及内分泌因素和遗传因素，与其他系统性疾病伴发。

中医认为荨麻疹常因先天禀赋不足，卫外不固，风邪乘虚侵袭所致；或表虚不固，风寒、风热外袭，客于肌表，致使营卫失调而发；或饮食不节，过食辛辣肥厚，或肠道寄生虫，使肠胃积热，复感风邪，内不得疏泄，外不得透达，郁于皮毛腠理之间而发。慢性荨麻疹既然表现为一种长期反复的“水肿”，必然与肺、脾、肾三脏对于水液的失调相关。

二、诊断要点

要点一：荨麻疹分类多样，大原则下可分为自发性荨麻疹和诱导性荨麻疹。自发性荨麻疹：急性荨麻疹时皮疹为大小不等的风团，色鲜红，也可为苍白色，孤立、散在或融合成片，数小时内风团减轻，变为红斑而渐消失；慢性荨麻疹全身症状一般较轻，风团时多时少，反复发生，病程在6周以上。大多数患者不能找到病因。诱导性荨麻疹包括皮肤划痕症、冷接触性荨麻疹、日光性荨麻疹、热接触性荨麻疹、振动性荨麻疹、胆碱能性荨麻疹、接触性荨麻疹、水源性荨麻疹、运动诱导性荨麻疹等。

要点二：中医根据临床表现，常见证型分为风寒束表证、风热犯表证、胃肠湿热证、血虚风燥证。

1. 风寒束表证 风团色白，遇寒加重，得暖则减；恶寒怕冷，口不渴，舌淡红，苔薄白，脉浮紧。

2. 风热犯表证 风团鲜红，灼热剧痒，遇热加重，得冷则减；伴有发热，恶寒，咽喉肿痛，舌质红，苔薄白或薄黄，脉浮数。

3. 胃肠湿热证 风团片大、色红、瘙痒剧烈；发疹的同时伴脘腹疼痛，恶心呕吐，神疲纳呆，大便秘结或泄泻，舌质红，苔黄腻，脉弦滑数。

4. 血虚风燥证 反复发作，迁延日久，午后或夜间加剧；伴心烦易怒，口干，手足心热；舌红少津，脉沉细。

三、治疗

荨麻疹的现代医学治疗原则是去除病因、抗过敏和对症治疗。治疗关键是抗组胺药的合理应用。急性荨麻疹可选用1～2种抗组胺药物。严重者可短期内应用皮质类固醇。慢性荨麻疹应积极寻找病因，一般以抗组胺药物治疗为主，可根据风团发生的时间决定给药的时间。风团控制后，可持续服药月余，并逐渐减量。特殊类型荨麻疹常选用兼有抗5-羟色胺、抗乙酰胆碱的抗组胺药物，或与肥大细胞膜稳定剂联合应用。

中医药辨证论治：风寒束表证以疏风散寒，解表止痒为治法，方药以麻黄桂枝各半汤加减。风热犯表证以疏风清热，解表止痒为治法，方药以消风散加减。胃肠湿热证以疏风解表，通腑泄热为治法，方药以防风通圣散加减。血虚风燥证以养血祛风，润燥止痒为治法，方药以当归饮子加减。

除了内服汤药及中成药外，亦可选用中医其他特色疗法，如中药熏洗：风团红，瘙痒明显者，选用马齿苋、白鲜皮等解毒止痒中药熏洗；风团色淡白，皮肤干燥者，选用当归、茯苓、白术等健脾养血中药熏洗，每日1次。

中药保留灌肠：采取苦参、黄柏等中药保留灌肠以泻浊解毒，每日 1 次。针灸疗法：皮疹发于上半身者，取穴曲池、内关；发于下半身者，取穴血海、足三里、三阴交；发于全身者，配风市、风池、大椎、大肠俞等。耳针取穴肝区、脾区、肾上腺、皮质下、神门等。

四、临证经验

孟如教授指出反复出现皮肤局部的水液潴留，可视为水肿的一种。本病的发生亦可由情志内伤所致冲任不调、肝肾不足，血虚生风、生燥，阻于肌肤而发生。对食物、生物制品、肠道寄生虫等过敏亦发作本病。

五、临证验案

王某，男，10 岁，2018 年 5 月 31 日初诊。

主诉：脸颊两侧反复出现皮疹 2 年余。

现病史：父母代诉，患儿 2 年前无明显诱因出现面颊部皮疹，皮疹表现为红斑、丘疹分布，抚之碍手，红斑压之褪色，红斑上散在分布粟粒样白色丘疹，无渗出、瘙痒及疼痛；耳后及胸前区可见长条形的褐色皮疹，压之无褪色，未高出皮肤，无瘙痒及疼痛。发病过程中无发热、恶风及全身酸痛。乏力、劳累及气候变化可出现荨麻疹。

刻下症：面颊部可见红斑丘疹分布，抚之碍手，无渗出、瘙痒及疼痛，耳后及胸前区可见长条形的褐色皮疹，压之无褪色，未高出皮肤，无瘙痒、疼痛，纳眠可，二便调。舌红苔薄黄，脉浮。

既往史：八年前因头孢过敏出现全身皮疹，呈散在粟粒样，压之褪色，抚之碍手，经治疗后症状好转，颜面部遗留散在红斑，压之褪色，抚之不碍手，曾就诊于孟如教授，经治疗后面部皮疹消退。

西医诊断：荨麻疹。

中医诊断：风疹（热入营血证）。

治法：疏风清热，凉血解毒。

处方：

方一：过敏煎加减。荆芥 12g，防风 12g，柴胡 12g，乌梅 1 个，绿豆 30g，白茅根 15g，黄芩 12g，生甘草 3g。3 剂，每剂水煎 3 次，将药液混合后，分 5 次口服，1 天半服 1 剂。

方二：连翘败毒散加减。连翘 15g，荆芥 12g，防风 12g，柴胡 12g，前胡

12g，川芎 10g，牛蒡子 10g，桔梗 12g，黄芩 12g，白鲜皮 12g，甘草 3g。3 剂，每剂水煎 3 次，将药液混合后，分 5 次口服，1 天半服 1 剂。

二诊（2018 年 8 月 24 日）：患者服药后症状稍有缓解，面颊部红斑丘疹较前减少，抚之碍手，无渗出、瘙痒及疼痛；耳后及胸前区可见长条形的褐色皮疹，压之无褪色，无瘙痒、疼痛，纳眠尚可，二便调。调整方药如下：

处方：消风散加味。荆芥 10g，防风 10g，牛蒡子 12g，蝉衣 10g，生石膏 20g，知母 3g，苦参 5g，木通 10g，生地黄 12g，牡丹皮 5g，白鲜皮 12g，甘草 3g，薄荷 12g。3 剂，每剂水煎 3 次，将药液混合后，分 5 次口服，1 天半服 1 剂。

半月后回访，患者诉服上方后面部红疹减退，皮肤较前光滑，嘱其继服。

按语：

中医认为，风疹主因风湿或风热之邪侵袭人体，浸淫血脉，内不得疏泄，外不得透达，郁于肌肤腠理之间所致。初诊时患儿病史已有 2 年余，邪久入里；春季易过敏，气候以风邪多见，患者年幼，卫气不固或先天禀赋不足，易风邪受之，舍于肌肤，气血受滞而出现皮疹。且风为阳邪，易袭阳位，故皮疹以头面、耳后及胸前多见，治疗当以疏风清热，凉血解毒为主。在诸多清热药中用到荆芥、防风以疏风解表，疏通里邪外出之通道。现代药理研究证明，乌梅能抗过敏，可以通过非特异性刺激，产生更多游离抗体，中和侵入体内的过敏原。

复诊时热邪已去大半，故症状较前有缓解，但考虑其病程长，体内余热蕴肤，故用消风散加味疏风清热、凉血消斑。然风热内郁，易耗伤阴血，故以知母、生地黄滋阴养血；牡丹皮凉血，并寓“治风先治血，血行风自灭”之意。风热去，病邪除，病渐愈。嘱其皮疹明显好转后复诊，过敏体质者需注重扶正，待邪气祛除后应巩固机体正气，以减少发病次数。

第十三节 轻度认知损害

认知是人脑接收外界信息，经过加工处理，转换成内在的心理活动，从而获取知识或应用知识的过程。它包括记忆、语言、视空间、执行、计算、理解判断等方面。轻度认知损害（mild cognitive impairment，MCI）是指记忆力或其他认知功能进行性减退，但不影响日常生活能力，且未达到痴呆的诊断标准。患者表现为记忆力减退，遇事善忘。

一、发病机制

认知的基础是大脑皮层的正常功能，任何引起大脑皮层功能和结构异常的因素均可导致认知障碍。由于大脑的功能复杂，且认知障碍的不同类型互相关联，即某一方面的认知问题可以引起另一方面或多个方面的认知异常。认知障碍包括记忆障碍、失语、视空间障碍、执行功能障碍、计算力障碍、失用、失认等。引起认知障碍的原因较多，依据发病机制归纳为慢性脑损伤（脑组织调节分子异常、脑组织蛋白质异常聚集、慢性脑缺血性损伤、代谢毒素对脑的损害、脑外伤、脑老化）、慢性全身性疾病、精神心理异常。

中医对健忘最早的记载可追溯到《内经》时期，“善忘”被提及多次。《素问·调经论篇》记载道：“血并于下，气并于上，乱而喜忘。”血蓄下焦则善忘，气逆乱上焦则心烦。《伤寒论·辨阳明病脉证并治》提到：“阳明证，其人喜忘者，必有蓄血。所以然者，本有久瘀血，故令喜忘。”中医认为心主血，脾化生气血，肾藏精生髓，脑为髓之海，故认为健忘病位在脑，病机以心、脾、肾虚损，气血阴精不足为主，亦有因气滞血瘀、痰浊上扰而成者。思虑过度，伤及心脾，阴血损耗，房事不节，损耗肾精等均可导致脑失所养，神明失聪，出现健忘。

二、诊断要点

要点一：患者会出现记忆及其他认知功能的下降：MCI 最早损害的是言语性情节记忆，然后是视觉性情节记忆，情节记忆尤其是言语性情节记忆受损的严重程度是预测 MCI 是否进展成阿尔茨海默病（Alzheimer's disease，AD）的重要指标。精神行为症状：抑郁、淡漠及焦虑是 MCI 患者占据前 3 位最常见的精神行为症状。

要点二：具体的诊断要点可分为以下 4 点：①患者或知情者报告，或有经验的临床医师发现认知的损害；②存在一个或多个认知功能域损害的客观证据（来自认知测验）；③复杂的工具性日常能力可以有轻微损害，但保持独立的日常生活能力；④尚未达到痴呆的诊断。

三、治疗

MCI 是一组异质性人群，所以现代医学对其防治无统一方案。非药物治疗主要包括适度的身体锻炼、生活行为的干预、认知的训练、进行社交及做一些益智的活动。药物治疗包括对因治疗与对症治疗。对因治疗应当根据MCI的病因进行针对性治疗，如叶酸、维生素B12缺乏导致的MCI需补充叶酸和维生素B12；甲状腺功能低下导致的MCI应当进行激素替代治疗；脑卒中导致的MCI应当积极治疗脑卒中，尽量减轻认知障碍后遗症；对酒精中毒导致的MCI应补充维生素B1。对怀疑变性病导致的MCI目前没有对因治疗的药物，对存在预示发展成AD、DLB指标的患者可以试用胆碱酯酶抑制剂等药物。改善认知障碍的药物非常多，包括促智药、麦角生物碱类制剂、钙离子拮抗剂、银杏叶提取物、胆碱酯酶抑制剂、离子型谷氨酸受体拮抗剂等。

常用于治疗健忘单味药有黄芪、川芎、甘草、石菖蒲、远志、红花、地龙、大枣、龙骨、龟甲等。对药使用频率较高的有川芎、黄芪，远志、石菖蒲，红花、黄芪，黄芪、甘草，黄芪、地龙。川芎行气活血，黄芪补气升阳，两药相伍，补气佐以行气，使气血运行通畅，同时升举阳气，使头窍得养；远志宁心安神、祛痰开窍，石菖蒲开窍宁神，两药相伍，增强开窍醒神之力，有助于提高患者记忆力及认知功能。

四、临证经验

孟教授指出中医学上认为健忘是指记忆力减退，遇事善忘的一种病证。健忘病位在脑，病机以心、脾、肾虚损，气血阴精不足为主，亦有因气滞血瘀、痰浊上扰而成者。盖心主血，脾化生气血，肾藏精生髓，脑为髓之海，思虑过度，伤及心脾，则阴血损耗，房事不节，损耗肾精，均可导致脑失所养，神明失聪，出现健忘。本病以本虚标实、虚多实少、虚实兼杂者多见。

五、临证验案

吴某，女，40岁，2018年12月12日初诊。

主诉：近事记忆力下降7月，伴反复全身抽搐、口吐白沫每月1～2次。

现病史：患者平素体胖，每服抗癫痫药物（如癫痫宁）和缓解记忆障碍药物（石杉碱甲片）后会发作癫痫。

刻下症：家属代诉，患者行为异常，不能视红蓝色事物，患者自诉偶有全身似放电感，近事记忆力下降，计算力、理解力、判断力尚可，能对答，偶有头痛，无头晕，喉间痰多，纳呆，眠可，二便佳。舌红苔腻，边有齿痕，脉濡。

辅助检查：2018年9月26日某医院行相关检查示：尿酸：665μmol/L↑，肌红蛋白：66.83ng/ml↑；血常规：白细胞：13.03×10^9/L↑，中性粒细胞百分比：78.4%↑，淋巴细胞百分比14.4%↓。尿常规：尿酮体2+，尿蛋白±，尿胆原±。颅脑CT、MRI：未见异常。甲功9项（-）。肿瘤标准物10项（-）。

西医诊断：轻度认知损害。

中医诊断：健忘（痰浊阻滞证）。

治法：健脾化浊，豁痰开窍。

处方：

方一：温胆汤加减。法半夏15g，竹茹3g，枳实12g，陈皮12g，甘草3g，茯苓30g，远志12g，石菖蒲15g，郁金12g，龙骨30g，牡蛎30g。3剂，每剂水煎3次，将药液混合后，分5次口服，1天半服1剂。

方二：导痰汤加减。天南星12g，枳实12g，法半夏15g，陈皮12g，龙骨30g，牡蛎30g，炙远志12g，石菖蒲15g，天麻15g，海蛤粉30g，茯苓30g，甘草3g。3剂，每剂水煎3次，将药液混合后，分5次口服，1天半服1剂。

方一3剂服完后，服方二3剂，服完继服方一、方二各3剂，各6剂服完后复诊。

电话随访，抽搐未发作，偶有头晕。

按语：

脾运失司，水液停聚，日久化生痰湿，痰湿浸淫脑窍，则出现头晕、头痛、记忆力下降等。温胆汤系中医经典化痰名方，出自《三因极一病证方论》。孟老从“怪病多痰”治疗。方以半夏燥湿化痰；竹茹清热化痰；枳实破气消痰，与半夏相配，气顺痰消，气滞得畅，化痰开窍；陈皮燥湿化痰，助半夏祛痰，健脾加强枳实行气之力；茯苓健脾渗湿，以绝生痰之源，宁心安神之功；甘草益脾和中，协调诸药；郁金辛苦而寒，功能解郁开窍、清心凉血；石菖蒲辛苦而温，功能开窍醒神、化湿豁痰。两药相合，既化湿豁痰，又清心开窍；龙骨优于镇惊安神，敛汗固精，止血涩肠，生肌敛疮；牡蛎擅于重镇安神，潜阳补阴，软坚散结，煅后收敛固涩。临床诸药相合，化痰而不燥，清热而不过寒，使痰热得化，胆热得清，共奏理气化痰之功，再与导痰汤燥湿豁痰，行气开郁，合而综合治疗。

第十四节 睡眠障碍

睡眠障碍是以睡眠质量的异常以及睡眠中出现异常行为为主要临床表现，以频繁而持续的入睡困难，或睡眠维持困难并导致睡眠感不满意为特征的睡眠障碍，可孤立存在或者与精神障碍、躯体疾病或物质滥用共病，

并伴随多种觉醒时功能损害。一般认为只要病人的主诉中有睡眠紊乱，睡眠障碍的诊断便可成立。但最好将特异的睡眠障碍诊断与尽可能多的疾病并列诊断，以便充分地描述该病例的精神病理和/或病理生理状况。

一、发病机制

现代研究认为失眠发生和维持的主要假说是过度觉醒假说，该假说认为失眠是一种过度觉醒状态，这种过度觉醒横跨24小时的日周期。失眠患者在睡眠和清醒时表现出更快的脑电频率、日间多次小睡潜伏期延长、24小时代谢率增加、自主神经功能活性增加、下丘脑-垂体-肾上腺轴过度活跃及炎症因子释放增加等。近年随着生物化学的发展，睡眠的体液调节机制得到证实，目前已经明确γ-氨基丁酸、5-羟色胺、去甲肾上腺素和乙酰胆碱等均参与了睡眠和觉醒的调节过程。进一步研究还发现，参与睡眠与觉醒体液调节的物质还有免疫因子、激素和肽类物质等。

失眠在中医文献中又称为“不得卧”“不得眠”“目不瞑”“不寐”等。“心者，君主之官，神明出焉”，失眠是心神异常的表现之一。中医认为失眠可由多种原因所致，心神失养或心神不安、思虑劳倦太过伤及心脾、心肾不交、阴虚火旺所致肝阳扰动、心虚胆怯以及胃气不和等均是本病的致病关键。

二、诊断要点

要点一：参考《中国成人失眠诊断与治疗指南》，慢性失眠患者存在以下症状之一：

1. 入睡困难、睡眠维持障碍、早醒、睡眠质量下降或日常睡眠晨醒后无恢复感；在有条件睡眠且环境适合睡眠的情况下仍然出现上述症状。

2. 患者主诉至少有下述1种与睡眠相关的日间功能损害：①疲劳或全身不适；②注意力、注意维持能力或记忆力减退；③学习、工作和/或社交能力下降；④情绪波动或易激惹；⑤日间思睡；⑥兴趣、精力减退；⑦工作或驾驶过程中错误增加；⑧紧张、头痛、头晕或与睡眠缺失有关的其他躯体症状；⑨对睡眠过度关注。

3. 失眠病程在6个月及以上。

要点二：不寐主要分为心胆气虚、肝火扰心、痰热扰心、胃气失和、瘀血内阻、心脾两虚、心肾不交七类。

心胆气虚证：心悸胆怯，不易入睡，寐后易惊。

肝火扰心证：突发失眠，性情急躁易怒，不易入睡或入睡后多梦惊。

痰热扰心证：失眠时作，噩梦纷纭，易惊易醒。

胃气失和证：失眠多发生在饮食后，脘腹痞闷。

瘀血内阻证：失眠日久，躁扰不宁，胸不任物，夜多惊梦，夜不能睡，夜寐不安。

心脾两虚证：不易入睡，睡而不实，多眠易醒，醒后难以复寐、心悸健忘。

心肾不交证：夜难入寐，甚则彻夜不眠。

三、治疗

现代医学治疗推荐用药顺序为：①短、中效的苯二氮䓬受体激动剂（如右佐匹克隆）或褪黑素受体激动剂（如雷美替胺）；②其他苯二氮䓬类受体激动剂（BzRAs）或褪黑素受体激动剂；③具有镇静作用的抗抑郁剂（如曲唑酮），尤其适用于伴有抑郁和焦虑症的失眠患者；④联合使用BzRAs和具有镇静作用的抗抑郁剂；⑤处方药如抗癫痫药、抗精神病药不作为首选药物使用，仅适用于某些特殊情况和人群；⑥巴比妥类药物、水合氯醛等，虽已被美国食品药品监督管理局批准用于失眠的治疗，但临床上并不推荐应用。另外，不建议抗组胺药、抗抑郁药、抗惊厥药和抗精神病药用于治疗老年失眠障碍患者，其弊可能大于利。

中医药治疗失眠大致可将按照如下分类：心胆气虚证推荐安神定志丸合酸枣仁汤。肝火扰心证推荐龙胆泻肝汤。痰热扰心证推荐黄连温胆汤。胃气失和证推荐保和丸合平胃散。瘀血内阻证推荐血府逐瘀汤。心脾两虚证推荐归脾汤加减。心肾不交证推荐方药六味地黄丸合交泰丸。

针灸治疗目前也是中医治疗失眠的主要方法之一，有头针、腹针、特殊针法等，另外推拿等也有良效。

四、临证经验

孟如教授认为失眠病位在心，情志内伤是失眠的主要病因，气阴两虚、心神不安、神不守舍是失眠的主要病机。

五、临证验案

王某，男，51岁，2018年9月15日初诊。

主诉：失眠3年余，伴背部发凉2月。

现病史：患者3年前从美国回国后，因倒时差开始出现失眠，口服艾司唑仑后，夜可寐4～5小时，醒后难以再次入睡，多梦，至中医门诊就诊，口服中药无明显缓解。3年来需口服艾司唑仑方可入睡。患者从事餐饮管理工作，工作及家庭无明显压力，因眠差偶感烦躁，纳可，喜食苦菜、白菜，小便调。既往大便稀溏2年，现已成形。近期在我院体检，未发现明显异常。平素经常理疗、拔罐等，饮酒不多，抽烟每日1包，烟龄30余年，既往无相关病史。

刻下症：面部苍黄，失眠，口服艾司唑仑后，夜可寐4～5小时，醒后难以再次入睡，多梦，背部、腹部发凉，纳可，大便偏稀。舌红，苔黄厚腻，脉弦细涩。

西医诊断：睡眠障碍。

中医诊断：不寐（肝脾失调，痰饮内扰证）。

治法：化痰祛饮，调和肝脾。

处方：

方一：温胆龙牡汤加减。竹茹5g，枳实12g，法半夏15g，陈皮12g，茯苓30g，龙骨30g，牡蛎30g，桂枝15g，白术15g，威灵仙15g，甘草3g，白芍30g。5剂，每剂水煎3次，将药液混合后，分5次口服，1天半服1剂。

方二：元胡良姜汤加减。延胡索15g，高良姜15g，牡蛎30g，砂仁5g（后下），厚朴12g，桂枝15g，白芍30g，甘草3g，威灵仙15g，茯苓30g，白术15g。5剂，每剂水煎3次，将药液混合后，分5次口服，1天半服1剂。

二诊（2018年12月28日）：患者服药后失眠症状无明显缓解，但患者舌苔较前变薄，说明体内痰饮水湿已除。调整方药如下：

方一：补坎益离丹加减。制附子15g（另包开水先煎3小时），桂心12g，海蛤粉30g，炙甘草3g，生姜3片。3剂，每剂水煎3次，将药液混合后，分5次口服，1天半服1剂。

方二：黄芪归脾汤加减。黄芪30g，知母5g，当归12g，茯神30g，白术12g，太子参30g，酸枣仁30g，炙远志12g，木香12g，炙甘草5g，龙眼肉12g，柏子仁15g。3剂，每剂水煎3次，将药液混合后，分5次口服，1天半服1剂。

电话随访，患者述失眠症状较前明显好转。

按语：

本例患者初诊时被辨为"肝脾失调、痰饮内扰"证。该患者肝脾失调，故面部苍黄；"脾为生痰之源"，肝脾失调，痰饮内生，阻滞气机，阳虚不运，温化失常，故背部、腹部发凉，大便偏稀；痰浊郁而化热，热扰心神，故不寐。孟如教授认为治疗应分两步走，首先调肝脾、祛痰饮，方予温胆龙牡汤、元胡良姜汤加减，患者背部凉、大便稀，故温胆龙牡汤去黄连，加威灵仙护胃；元胡良姜汤加茯苓、白术利水健脾。待痰热消、心脾气虚之象显，再予补益心脾、安神助眠之剂善后。故复诊时辨为心脾两虚证，方予补坎益离丹、黄芪归脾汤加减，标本兼治，并逐渐减西药（艾司唑仑）。临床上，不可不辨证，一见失眠即用安神之法，该患者久服艾司唑仑，耗伤正气，阳气亏虚，痰饮内生，不祛痰饮，安神有何用？故应审症求因，辨证论治，不可想当然。

第十五节　高血压病

高血压病（hypertension）是一组以血压升高为主要表现的临床综合征，是心脑血管疾病最常见的危险因素，也是多种心脑血管疾病的基础病。根据其发生原因，可分为原发性高血压和继发性高血压两大类。

一、发病机制

高血压病具有明显的家族聚集性。除此之外，高血压与饮食中的钠盐、高蛋白质、饱和脂肪酸、烟酒以及精神应激因素、体重、避孕药、麻黄碱、甘草等药物具有重要联系。目前认为，高血压的发病机制与神经机制、肾脏机制、激素机制、血管机制、胰岛素抵抗相关。

中医古籍并未见高血压病的病名记载。因高血压病临床主要表现为头晕头痛，时发时止，或头重脚轻，耳鸣心悸，血压升高，可属于中医学的“眩晕”“头痛”等范畴。中医认为高血压病的发生主要源于七情六欲过度、饮食劳伤及年老体衰，病位在心、肝、脾、肾，病性有实有虚，也有虚实夹杂者。

二、诊断要点

要点一：18 岁成年人高血压定义为：非同日测量三次血压，①在未服降压药情况下收缩压均≥140mmHg 和 / 或舒张压≥90mmHg；②患者既往有高血压史，目前正服用降压药物，即使血压在正常范围。依据血压值及相关风险因素诊断分级。

要点二：中医根据临床常见证型，将其分为肝火上炎证、痰湿内阻证、瘀血内阻证、阴虚阳亢证、肾精不足证、气血虚弱证、冲任失调证。

肝火上炎证：头晕胀痛、面红目赤、烦躁易怒为主症，兼见耳鸣如潮、胁痛口苦、便秘溲黄等症，舌红，苔黄，脉弦数。

痰湿内阻证：头重如裹为主症，兼见胸脘痞闷、纳呆恶心、呕吐痰涎、身重困倦、少食多寐等症，苔腻，脉滑。

瘀血内阻证：头痛如刺，痛有定处为主症，兼见胸闷心悸、手足麻木、夜间尤甚等症，舌质黯，脉弦涩。

阴虚阳亢证：眩晕、耳鸣、腰酸膝软、五心烦热为主症，兼见头重脚轻、口燥咽干、两目干涩等症，舌红，少苔，脉细数。

肾精不足证：心烦不寐、耳鸣腰酸为主症，兼见心悸健忘、失眠梦遗、口干口渴等症，舌红，脉细数。

气血两虚证：眩晕时作、短气乏力、口干心烦为主症，兼见面白、自汗或盗汗、心悸失眠、纳呆、腹胀便溏等症，舌淡，脉细。

冲任失调证：妇女月经来潮或更年期前后出现头痛、头晕为主症，兼见心烦、失眠、胁痛、全身不适等症，血压波动，舌淡，脉弦细。

三、治疗

现代医学治疗原则包括生活方式干预、降压药物治疗、危险因素协同控制等方面。降压药物的使用应遵循小剂量、优先选择长效制剂、联合用药、个体化的原则。常见的降压药物有以下五类：利尿剂、β受体拮抗剂、钙通道阻滞剂、血管紧张素转换酶抑制剂、血管紧张素Ⅱ受体拮抗剂以及中枢降压药、α受体阻滞剂、固定复方制剂。

中医药辨证论治，肝火上炎证以清肝泻火为治疗大法，方药以龙胆泻肝汤加减。痰湿内阻证以化痰祛湿，和胃降浊为治法，方药以半夏白术天麻汤加减。瘀血内阻证以活血化瘀为治法，方药以通窍活血汤加减。阴虚阳亢证以平肝潜阳，清火息风为治法，方药以天麻钩藤饮加减。肾精不足证以滋养肝肾，益精填髓为治法，方药以左归丸加减。气血两虚证以补益气血，调养心脾为治法，方药以归脾汤加减。冲任失调证以调摄冲任为治法，方药以二仙汤加减。

四、临证经验

孟如教授认为高血压与七情、饮食、内伤、体质等因素有关，病位在肝、肾，涉及心、脾。肝体阴而用阳，肝郁化火，伤阴或肾水素亏，水不涵木，木少滋荣，阴不维阳，肝阳上亢，肝风内动而发本病。肝脾失和是高血压发生发展的关键，应当肝脾同治。自我的情志调节在治疗中占有很重要的作用。

五、临证验案

案1

戴某，女，52岁，2018年5月24日初诊。

主诉：反复头昏20余年，自觉全身肿胀1年半。

现病史：患者有高血压病20余年，明确诊断为高血压病3级（极高危组），曾口服非洛地平每日1片，血压控制不理想，时感头昏。目前口服厄贝沙坦每日1片（150mg）、琥珀酸美托洛尔每日1片控制血压。20年前曾明确诊断为甲状腺功能亢进，经治疗后好转。一年后复查甲状腺功能正常，追踪复查均正常。一年半前自觉全身肿胀，体重增加30kg，至某医院查甲状腺功能提示为甲减，至今服用优甲乐每次1片，每日2次，后检查甲状腺功能正常，自觉全身肿胀感有减轻。目前血压控制不理想，血压波动在150～160/90～100mmHg。

刻下症：自觉动则气促，全身肿胀，头昏眼花，烦躁，乏力，无心慌，无胸闷气短，月经紊乱，经期不规律；纳可，二便调。舌黯红，苔薄白，脉弦滑。体重98kg，身高175cm。

西医诊断：高血压病3级（极高危组）。

中医诊断：眩晕（肝阳上亢证）。

治法：镇肝滋水，祛风补肾。

处方：

方一：镇肝熄风汤加减。生龙骨30g，生牡蛎30g，怀牛膝30g，杭芍30g，生龟甲30g，玄参15g，天冬15g，麦芽30g，炒泽泻30g，甘草3g。3剂，每剂水煎3次，将药液混合后，分5次口服，1天半服1剂。

方二：天麻钩藤饮加减。天麻15g，钩藤30g，石决明30g，炒栀子5g，炒黄芩12g，怀牛膝30g，杜仲15g，益母草30g，桑寄生30g，夜交藤30g，茯神30g。3剂，每剂水煎3次，将药液混合后，分5次口服，1天半服1剂。

电话随访，服药后头昏、烦躁有明显缓解。

按语：

本患者以头昏、眼花、烦躁、乏力为主要症状，属于眩晕范畴，证属肝肾不足、阴虚阳亢。治以天麻钩藤饮平肝息风为主，佐以清热安神、补益肝肾之法，用于肝厥头痛、眩晕、失眠之良剂。《中医内科杂病证治新义》：“本方为平肝降逆之剂。若以高血压而论，本方所用之黄芩、杜仲、益母草、桑寄生等，均经研究有降低血压之作用，故有镇静安神，降压缓痛之功。”镇肝熄风汤出于《医学衷中参西录》，主治肝肾阴亏、肝阳上亢的证候。肝肾阴亏，肝阳上亢，则见肝风内动，气血逆乱并走于上。《素问》曰：“气复反则生，不反则死。”故宜镇摄亢阳，滋养肝肾，以降其逆。诸药配伍，降而不泄，潜而不坠，共为镇肝息风之良剂。

镇肝熄风汤与天麻钩藤饮均有平肝息风之功，同为治疗肝阳化风之头痛、眩晕的常用方。镇肝熄风汤重在镇肝息风、滋阴潜阳；天麻钩藤饮重在平肝息风、清热活血、补益肝肾。本患者久病，肝肾不足、气血亏虚，故选两方交替服，从而达到滋补肝肾、平肝潜阳之效。

案2

李某，女，46岁，2018年12月21日初诊。

主诉：乏力、头晕8年余。

现病史：患者平素血压偏高，140～150/80～95mmHg，2015年1月在某医院查出血小板升高：700×10^9/L，此后反复出现四肢内侧瘀点瘀斑，1日左右可自行消失，到某医院就诊，予服八珍汤、麦味地黄汤等，症状有所好转。

刻下症：头晕伴行走步态不稳，无黑矇，无意识丧失，无恶心呕吐；劳累后乏力明显，腹胀，进食后明显，纳可，眠差，二便可，舌淡苔白边有瘀点，脉细弦。

辅助检查：2018年10月12日血常规：血小板560×10^9/L。

西医诊断：①高血压1级（中危），②血小板增多？

中医诊断：眩晕（气虚血瘀证）。

治法：活血通窍，聪耳明目。

处方：

方一：补阳还五汤加减。黄芪120g，地龙3g，红花3g，赤芍5g，川芎3g，归尾6g，桃仁3g，天麻15g。3剂，每剂水煎3次，将药液混合后，分5次口服，1天半服1剂。

方二：益气聪明汤加减。葛根30g，蔓荆子12g，黄芪60g，炙升麻12g，甘草3g，黄柏12g，芍药15g，天麻15g。3剂，每剂水煎3次，将药液混合后，分5次口服，1天半服1剂。

服药后，患者述头晕伴行走步态不稳等症较前明显减轻。

按语：

《灵枢》曰："髓海不足，则脑转耳鸣，胫酸眩冒。"补阳还五汤出自清代王清任《医林改错》，其补气药味少而量大，活血药味多而量少，具有补气以行血，祛瘀不伤正之妙功。头为诸阳之会，又为髓之海，上气不足，则清阳不升，脑髓不充，清窍空虚，故见眩晕。益气聪明汤重用黄芪、人参、甘草以益气补中，升麻、葛根、蔓荆子用量递减以升清举陷，并少佐芍药、黄柏以敛阴、降火。凡属中焦气虚、升清无力所致头面耳目诸疾皆可辨证用之，使中气得升，耳目聪明。

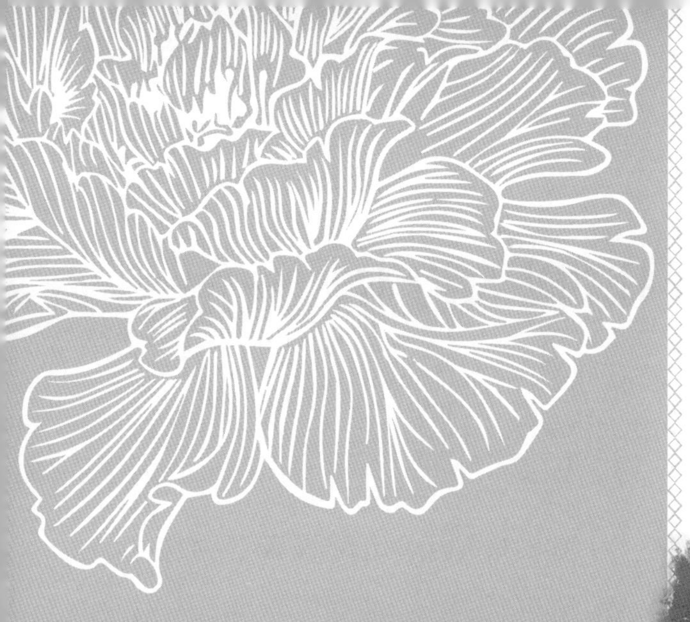

医话篇

中医诊疗“以人为本”

“以人为本”，我讲三点：第一，疾病的相关因素有哪些？第二，心态与疾病；第三，做事先做人。

在20世纪90年代，对疾病相关因素的探讨，世界卫生组织表明：健康和寿命与生活方式、遗传环境因素和医疗条件相关，这些条件在整个致病因素中所占的百分比是多少呢？其得出的结论是：遗传因素只占15%，社会因素占10%，气候因素占7%，医疗服务条件占8%，那么，占比最多的是人的生活方式和行为占了60%。这60%告诉我们人生病后，健康实际掌握在自己手里。对于医生来说，就是以人为本。在治疗疾病的时候，不能“目中无人”，只见病，不见人，这是不行的。而且，要知道，疾病和人的生活方式行为有关，医疗只占8%。医生看病过程中，和病人互通有无的时候，要注意病人的生活方式和行为，要从治未病的观点来看，怎么预防疾病发展。从现有疾病的情况来看，急性的、感染性的、发热性的和传变很快的疾病，一旦出现，医生立刻采取措施，很快控制住病情。但是，对慢性病来说，它有一个积累的过程，如果病人不知道这个道理，他就不知道怎么保护自己。所以，强调以人为本，要注意疾病的相关因素有哪些，各占多少百分比，而且要做好宣传，让每个人都知道不是吃药就可以痊愈，医生的治疗只占8%，自己的干预，控制疾病发展，预防疾病形成也至关重要。在和病人接触的时候，不仅要看到病，更要看到人，还有宣传教育的义务。

除此之外，人的心态和疾病也有很大关系。积极的心态和消极的心态，它对人体的免疫功能影响是非常大的，也就是说，不能只看到身体的疾病，还要看到心理因素引起的免疫功能失调。同时，在治病的时候，不能只看病，不看人，你也不能只在生活方式行为上做指点，还得在心理上给病人以抚慰，才能取得好的疗效，即“话疗”。中医类似的方式很多，比如，食疗、传统医疗保健。像八段锦，长期练下来，对病人确实有好处。所以，我觉得，要当好一个医生，别怕耽误时间，要了解病人的心理需求，并加以指导。

最后，我觉得，要当一个好医生，除了要以人为本以外，对自己的要求是什么？做事先做人，立业先立德。这非常重要，我在临床看病的时候，不管你贫富贵贱，不管时间有多紧，我知道，开上一付药回去以后病人吃的是苦水，不是吃糖，吃下去没把病治好，反而加重了，那太对不起病人了。通过这么长的时间，我最大的体会是什么？如果你热爱你的事业，必定是热爱你服务的对象。给病人进行治疗以后，你最大的奖赏是什么？疾病痊愈，病情好转，这对我是最大的安慰。

因此，在中医诊疗过程中要做到这三点，你需要花时间，需要不断学习，不断提高，不断总结。因此，我一路走来，包括到现在，当看到疑难危重病人，如果在治疗过程中，我没见过这种病的话，那我晚上不会有安稳觉。我就在想疾病出的难题，睡到半夜，突然想起，哪本书上好像有记载，马上翻身起来，到书房去查资料，查了以后做记录。像这样，你能够每天都睡安稳觉吗？不可能！就这样，我一天一天成长，一天一天把我不知道的事情逐渐变为我能掌控的事情，这是我要讲的“以人为本”。

中医诊疗“处方用药少而精”

处方用药少而精。这成了我的一个心病，为什么？大家现在开的中药处方，加起来有多少味药？我的中药处方是 3 至 12 味，一般不超过 12 味。《内经》有句话：“知其要者一言而终，不知其要，流散无穷。”意思是，如果你能掌握这个问题，叫你讲是个什么事，你一句话就能讲清楚，如果你没抓到要领，讲几句也讲不清楚。这就像我们拿衣服，要提衣领，不能提袖子或者其他任何地方。提纲挈领，一定要把握其要。因为心中对疾病要点非常清楚的话，在用药的时候，就能够突出主题。如果自己都没弄明白，就会出现开方以后，病人说哪里不舒服，你就加味药，再看还有另外哪里不舒服，你就再加味药。如果病人全身到处都有毛病，你开个大处方帮她治疗，那开了个什么方？大杂烩！这个大杂烩不仅浪费了药材，还治不好疾病。处方用药，跟我们做菜一样，每天都给你弄个大杂烩吃，你会是什么感觉？我炒几个菜出来，很清爽，这感觉不一样，我可能炒成两个菜、三个菜，但我不会每次都给你一个大杂烩。所以，医生开处方为什么不会少而精？我的看法是，因为他没有把握其要，自己心里没有找到辨证论治的核心。作为一个医生，想成为高手，必须从严要求自己，开处方要少而精。有些病很复杂，不是一个脏器有病变，可能两三个脏器都有病变，那怎么办？就需要在全局中分步走，先走哪一步，再走哪一步，这样开出的方药味就不杂，也不多了，病人服用后也舒服。要明白，人是有免疫能力的，不要想一个方子就能全部治好，“衰其大半而止”。病人的免疫功能恢复了，疾病也就好了。要做到这些，你要对自己有要求，不能见一个症就加一味药，这会体现出你不得其要，缺乏自信心。再者，你不可能一个方子把所有的病都治好，就像我们看窗外的树，长得遮住了阳光，“急则治其标，缓则治其本”。怎么治其标？先把上边的枝叶砍掉，这就是治其标。砍了以后，枝叶又长起来了。我不需要它遮阳光，就再去刨树根，刨树根需要的时间很长，但是，根一刨掉，就再也没有后顾之忧。所以，一要把握其要；二要全局中分步走；三要"衰其大半而止"。但在临床上，我看很多"大处方"，君臣佐使不清楚，要解决什么问题也说不清楚。那能成为高手吗？成不了！你们每天看看自己的处方有多少味药，该怎么要求自己。我自己给自己开过药吃。有一次，我在玉溪带学生实习，非常累，住在医院里，病人很早就在门口排队看病，吵得睡不着觉。回到昆明，我就出现了眩晕，起不了床，校医又是输液，又是打针，还是控制不了症状。我告诉他，你帮我开付药，行不行？我开了三味药：泽泻 30g，白术 12g，天麻 15g，吃两次，症状全好了。当时校医就问我，你这方子怎么开的？我说，一般情况下，遇到眩晕的病人，应该想到两个理论，一是"诸风掉眩，皆属于肝"；二是"心下有支饮，其人苦冒眩，泽泻汤主之"。我属于"泽泻汤主之"这种情况，泽泻汤就是两味药，泽泻、白术健脾利湿。我不太自信就加了个天麻，就这样，用三味药把自己治好了。别人说"医不自医"，但我看来，不尽如此，如果是现在，我只用两味药，不用天麻。学要学的精。

《金匮要略》与内科相同病症的比较

讲《金匮要略》与内科相同病症的比较，我是要跳出《金匮要略》来看《金匮要略》。你不能老在那个圈圈里，如果你跳出去就提高了。比如，《金匮要略》有虚劳，内科也有虚劳病，有些人就提出，这是一种重复，两个地方都有虚劳病，我进行了细致比较。内科的虚劳病全都是虚证，以五脏的阴阳气血为纲，以五脏虚证为目。但是《金匮要略》不是，内科的虚证是阴阳气血都在里面，在治疗上《金匮要略》的虚证以肝旺为主，而且《金匮要略》的五脏之虚，重在脾肾，不是五脏都有，但是有虚中夹实的证候。从这里看，《金匮要略》的虚证就不一定完全是虚证。为什么？大黄䗪虫丸能治虚证吗？它是因虚致实，一旦气虚合并血瘀，血瘀之后，旧血不去，新血不生。从现代医学来看，脾功能亢进，有时候脾大贫血的病人会把肿块切掉。中医用大黄䗪虫丸，慢慢地把肿块消了，既扶正又祛邪。所以一旦从《金匮要略》里面跳出来，到内科里面去看一看，这就是进步，这就是把路拓宽。你不要把自己关在一个筐里面学，与外界隔绝。再看《金匮要略》的治疗，以甘温扶阳为主，用药方面跟内科比，《金匮要略》在治疗虚劳的方子里面，在内科里面一张都没有用，这个就是什么呢？如果你要真正地做学问，就应该去思考，带着问题去学。我跳出了《金匮要略》去看内科的虚劳，这一对比就发现了问题，为什么在选方用药上面不同呢？我想把今天内容都讲完了以后，你们可以自己去想办法把它找到，找到了你就进步了，发现为什么用方完全不同。

在选方用药上，《金匮要略》的治虚劳方我都用过，临床疗效非常好。举个例子，黄芪建中汤。我在玉溪学习的时候，学生带来一个病人。他是溃疡病大出血，出血以后血止不住就做手术。手术半年以后，病人的血色素（现血红蛋白）就在 70 到 80 之间。然后整天头昏眼花乏力，饮食也不好，就觉得胃里面难受。我把过去病人用的处方拿来看一下八珍汤，气血不足就用十全大补汤，血色素（现血红蛋白）低就补血、补气养血。然后还有归脾汤、香砂六君汤、归芍六君汤，吃了很多方。后来，我看病人舌质淡，我开了黄芪建中汤。黄芪建中汤，要注意因为补气可以生血，所以不用多久这个病人的饮食就会好转。饮食好转，药物在发挥作用，那么他的血色素（现血红蛋白）就升高。所以这个病人我并没有花多大的劲就好了。就是说你在临床上用方的时候要注意对证。这就是我跳出《金匮要略》这个框，在和内科虚劳的病相比较之下，我有所收获，有所思考。我看到了在《金匮要略》的基础上内科前进的步伐。我也看到了《金匮要略》本身还可以起到补充的作用，并且还可以更充实。因为《金匮要略》当中的中医临床思维很有助于治疗疾病。

我还有对比肺痿、肺痈、咳嗽上气等病。如果有兴趣，把咳嗽和内科学中的咳嗽、喘证拿来做个对比，你们能看到什么？我看到的是互补，是不止内科的一个方子，比它还细。痰饮咳嗽在什么情况下该加减，在内科上是没有的，你这不就有收获了嘛！你在理论上有收获，那你在临床上也有收获。所以我提出来，你们可以去做。

系统性红斑狼疮中西医结合诊治思路

目前的诊疗思路和临床实际应用存在一定差距，这个差距从什么地方而来呢？是因为系统性红斑狼疮（SLE）几乎是个全身性疾病，治疗这个病，不管是中西医，知识结构跨度非常大。因为就西医而言，具有多器官、多系统损伤的特点。所以，我们可以看到患者有皮肤损伤，有肾损伤，所以这个病有时候会在肾内科治疗；如果出现神经精神症状时，可能在神经内科治疗；狼疮性肝损伤、肝硬化的时候，就在消化内科治疗；还可能出现呼吸道反应，患者可能就去呼吸内科治疗。所以，损伤的部位相当广泛，在西医的诊治里属于多学科。

中医的知识结构跨度至少跨两个方面，一方面，就是温病学，譬如，SLE 出现高热红斑、重要脏器损伤的时候，就属于“温病”的范围，可能用犀角地黄汤合化斑汤或者是清瘟败毒散。另一方面，这个病的临床表现很复杂，呈现出慢性迁延的过程，属于“内伤杂病”的范畴，显然不可能用几个证型去概括它。在临床接触这个疾病以后，我从 1962 年第一例开始，1970 年第二例亚急性系统性红斑狼疮开始系统纯中医治疗。在临床治疗中，我体会到，这个病临床证型多而繁杂，现有的临床报道，有很多问题解决不了。如果弄出很多证型，就出现了第二个问题——这么多证型，如何从归类来反映临床实际，指导临床治疗？如果一个病的辨证论治归类不能反映这个病的临床实际，治疗一定很困难。因此，寻找 SLE 证治归类的思路很重要。我感觉到，目前的诊疗思路和实际中间的差距，因此，衍生出第三个问题，如何探索和思考？就是要选择新的辨证结合点，如果以一个大的疾病去找一个证，这非常困难，但这个证型很多，怎么办？那我得先用简单的辨证法，然后再用复杂的。在临床中，遇到皮肤黏膜损伤的 SLE 患者，有红斑的时候，我发现有一种证型不是犀角地黄汤合化斑汤能解决的，苔又厚又腻，我用了三仁汤加黄芩、茵陈、青蒿，消退了 SLE 的红斑。所以我所写的证型，是我在临床实际运用的。出现口腔溃疡的时候，心火上炎，就用导赤散；阴虚内热，就用知柏地黄汤；胃火炽盛我就想到清胃散，而且我发现清胃散对于 SLE 的口唇溃烂有很好的疗效，因为唇为脾胃之候。气阴两伤我用是生脉散。

在临床上，新的辨证结合点是在 SLE 诊断的前提下，按照器官组织损伤的主要表现来分类进行辨证论治，这样能够让你思路清晰。狼疮肾出现血压高，一般属于眩晕、肝阳上亢的证型；如果水肿可能就属于气虚水泛、肾阳衰弱；如果高热、急性发热出现内脏损伤，可能属于热毒炽盛；如果病情好转就属于阴虚内热；同时出现水肿、小便不利、皮下有瘀斑的时候，可以选用黄连温胆汤。一般情况下，狼疮肾患者的肾功能会出现问题，黄连温胆龙牡汤再加败毒散会有较好的疗效，因为肾损伤会出现内毒排不出去，实际上还有气阴两伤，因为热毒炽盛不仅伤阴，而且还耗气，我们经常会用下面这些处方，譬如，痰热内扰——黄连温胆汤，气虚水泛——防己黄芪汤。有些人说防己对肾不好，因为中药是个复方，复方煎煮后有化学物理反应，不能单用一味药来说。就像黄芪，血压高就不能用，这不见得。所以，我们在临床运用的时候要有所考虑。我在临床应用中，没发现患者的肾脏有进一步的恶化，但我们要注意药量。肝阳上亢一般用天麻钩藤饮和镇肝熄风汤，一个是阴虚，一个是肝热。临床上，阴虚内热用知柏地黄汤，气阴两伤用生脉饮。

系统性红斑狼疮的神经系统损伤，我这里举例的证型不是疾病全部证型。比如，患者出现精神障碍，属于中医的癫狂和郁证，黄连温胆龙牡汤显然有效，肝脾失调用逍遥散甚至丹栀逍遥散。在临床上，有些病人因情绪不好，睡不着觉，就可以用逍遥散。我用逍遥散治疗过一个因心理精神上引起的平常时间都睡不着觉的肝脾失调的患者，所以在临床中，睡不着的患者我们用安神药助眠。脏躁用甘麦大枣汤，心脾两虚用归脾汤，阴虚内热用酸枣仁汤合天王补心丹。从这里可以看出，神经系统和狼疮肾都存在阴虚内热，前者用酸枣仁汤合天王补心丹，后者用知柏地黄汤合二至丸，证型一样，用药不同；狼疮肾和神经系统都有痰热内扰，这两个证型一样，用方也一样，都用黄连温胆汤，这都是同病异治、异病同治的进一步思考。小系统里，损伤不同，表现却相同，因而出现了相同的证型，但因为系统及损伤部位不同，用方有异。

血小板减少，在临床中，我看到的情况有三种，一种是热毒炽盛，用犀角地黄汤合化斑汤；一种是阴虚内热，一般我会用两个处方，如果表现为肾阴不足，一般用知柏地黄二至丸；如果还有瘀热、烘热，就用青蒿鳖甲汤合二至丸，在临床上很有效；肝脾失调用当归芍药散养血柔肝、健脾利水，这是气血失调引起的。在临床中我不太关注血小板的减少，只关注患者的症状。

可以根据临床实际总结出 SLE 的中医证型，目的是为了找出规律，横向纵向对比之下，会出现部分重复的证型，这些重复的证型反映了 SLE 各器官系统病变的共性，我就在这么多的证型中再去总结，基本证型必然是有联系的，出现不同病变的时候，在基本证型中又多了哪几种证型，就像 SLE 有精神症状的时候用激素治疗，但是非 SLE 出现精神症状的时候绝不会用激素。在治疗这个病的时候，要找到根本的证型和主要方药，你必须从临床中来，共同的证型一方面揭示了 SLE 各个脏器、各个系统病变后的共性，有利于总结出这个病的基本证型，同一个证型表现的病变部位和表现不同，同一个证型使用的方剂不同，所以新的想法是在大量的临床实践中总结出来的。

SLE 的病人大多数是中西医结合进行治疗，好多病人来了都用激素或其他的药，但我在用中药治疗时，不管西药的药量，开始的时候不改变原有西药的治疗，在其基础上加上中药，这样我就能很快看到疗效，在原有的基础上患者还出现了哪些不适，但是用上中药后，那些不适的表现减轻了，我只能说这是中药西药的共同效果，你把西药撤掉，出现“反跳”，就不知道你的治疗是否有效。在中药西药不断调整过程中，患者情况出现好转，这有利于激素用量的递减。好多病人用了一定阶段之后，激素撤不掉，撤了之后要么出现蛋白尿，要么发热，你在这个过程中进行铺垫，进行思考，我觉得很重要。如果患者用西药控制不住，出现发热，激素减不掉，我使用中药之后发现，减掉激素之后并没有出现“反跳”现象，就发现了中药的有效性。